I0027273

Ernährung nach den 5 Elementen für Einsteiger

Von Eva Laspas,
Dipl. TCM-Ernährungsberaterin

Mit einem Vorwort von Dr. Michaela Rabl

Wichtiger Hinweis:

Die in diesem Buch beschriebenen Methoden, Tipps oder Rezepte können und sollen nicht die Beratung durch Arzt oder TCM-TherapeutIn ersetzen. Bei Gesundheitsproblemen sprechen Sie bitte mit Ihrem Arzt, damit festgestellt werden kann, ob Sie medizinisch betreut werden müssen. Die TCM-Ernährung dient als Ergänzung zur ärztlichen Therapie oder zur Erhaltung der Gesundheit. Autorin und Verlag lehnen jegliche Verantwortung für Folgen, die direkt oder indirekt aus der Lektüre dieses Buches entstehen, ab.

3. Auflage
© 2007 / 2015 / 2018 Verlag Laspas, Wien www.laspas.at
Alle Rechte vorbehalten.
Umschlaggestaltung: Pia Odorizzi, www.odorizzi.net
Layout und Grafiken im Innenteil: Eva Laspas
Umschlaggestaltung: Verena Sati
ISBN 978-3950421354

Der Reichtum der Natur liegt darin,
dass sie alle Lebewesen zu nähren vermag.
(I Ging)

Dank

Ich möchte dem Schlossberginstitut danken, das mir mit seiner Ausbildungsmöglichkeiten geholfen hat, diesen meinen Weg zu gehen.

Auch möchte ich an dieser Stelle all meinen ehemaligen KlientInnen und Stamm-LeserInnen danken, die mir mit ihrer Treue, ihren Fragen und ihrem Feedback geholfen haben, dieses Buch auf den Weg zu bringen.

Ganz besonders danken möchte ich meinen drei Kindern, die mir mit ihrer Geduld und Liebe die Kraft gaben, das Buch im Eigenverlag und nunmehr in der 3. Auflage heraus zu bringen.

Eva Laspas
Wien, im Jänner 2018

3. Auflage

Inhaltsverzeichnis

Ernährung nach den 5 Elementen für Einsteiger 1
Wichtiger Hinweis: 2
Dank 4
Inhaltsverzeichnis 5
Vorwort 7
Wichtige Hinweise 9
Teil 1 - Einführung **13**
Einleitung in die (TCM) und deren Ernährungsform 14
Unsere Lebensenergie - Qi & Co Praktische Anwendung im Alltag 21
Im Kreislauf der 5 Elemente 27
Yin und Yang in der Praxis 33
Yin-Yang Test - Teil 1: 36
Yin-Yang Test - Teil 2: 37
Auch Gefühle sind Energie 40
Unser Verdauungsfeuer und seine Aufgaben 42
Basisernährung und Lebensphilosophie 47
Warmes Frühstück 60
Kochen ist Magie - Kochen im Kreislauf der Elemente 63
Teil 2 - Themen von A - Z **67**
Abnehmen mit der TCM 68
Vor Angst zittern 74
Schau mir in die Augen - Augenprobleme aus Sicht der TCM 78
Blutdruck - aus Sicht der TCM 81
Durchfall und andere Magen-Darm-Geschichten im Sommer 84
Diabetes 87
Entschlacken: Beflügelt durch innere Reinigung 90
Erkältung? - Nein danke! 93
Freude, der Wegweiser auf unserem Lebenspfad 96
Alternative Durstlöscher 99
Zum "Aus der Haut fahren" 101
"Hellsägende Qual" - Migräne aus der Sicht der TCM 105
Menstruation und -probleme 108
Rheumatoide Beschwerden aus der Sicht der TCM 113
Schwangerschaft und Stillzeit 116
Sommerlust - frisch und unternehmungslustig durch den Sommer 121
Stress lass nach 124
Wenn es sirrt oder rauscht - Tinnitus 127
Stille Zeit der Trauer 130
Wechseljahre - Zeit der Wandlung 135
Schützende Wut 138
Teil 3 - Nützliches **141**

Rezepte...142
Basis und Getränke 143
Pikantes 149
Süßes..159
Wie das Leben so spielt ... - Über die Autorin 163
Literaturliste: 165
Links im Internet 167
Downloadbereich 168

Vorwort

Dr. Michaela RABL

Das Gedankengut der chinesischen Philosophie und Medizin gelangte in den letzten dreißig Jahren mehr und mehr in den Westen nach Europa. Das Yin/Yang Symbol ist heutzutage jedem bekannt und findet sich in Zeitschriften, prangt als Tattoo oder Schmuckstück auf Körpern, ist Element in Firmenlogos und symbolisiert Naturbewusst- sein, Gesundheit und Wellness. Es gibt kaum eine Wellness-Oase, die nicht fernöstliche Therapien, Qi Gong und Tai Chi anbietet - alles schwimmt auf der fernöstlichen Heilkunst und Wellness-Welle. Dieses oberflächliche Bewusstsein über die chinesische Heilkunst schafft eine gute Basis für ein tieferes Verständnis und das Bedürfnis, sich in diese Thematik zu vertiefen.

Es widmen sich bereits viele Ärzte der Traditionellen Chinesischen Medizin (TCM), die eine wunderbare Ergänzung zum Wissen der Schulmedizin bietet, weil sie grundlegende Störungsmuster in den Menschen erkennt, lange erprobt ist und auf 2000 Jahre Erfahrung zurückgreifen kann. Oftmals sind Krankheiten nur sehr unbefriedigend mit schulmedizinischen Methoden zu behandeln (Ich denke hierbei in meinem Fachbereich an starke Regelschmerzen, immer wiederkehrende Pilz-infektionen und Harnwegsinfekte, etc.). Vor allem chronische Erkrank-ungen führen die Menschen zum TCM-Arzt.
Akute Erkrankungen lassen sich ebenfalls gut mit chinesischen Kräutern und Akupunktur behandeln. Die TCM, und hier besonders die Ernährungslehre, hat vor allem auch einen präventiv-medizinischen Ansatz. In China sagt man, ein guter Arzt ist nur jener, dessen Patienten nicht krank werden. Was für ein guter Gedanke! Unser Medizinsystem ist auf die Behandlung von Krankheiten ausgelegt. Erst in letzter Zeit gewinnt die Vorsorgemedizin (Betreuung der gesunden Menschen, damit diese gesund bleiben) an Bedeutung.

Einer der wesentlichsten Faktoren, um gesund zu bleiben, ist die richtige Ernährung. Die Ernährung ist die Basis der Gesundheit. Unser Körper ist abhängig davon, was wir in ihn hineinfüllen. Aus der Nahrung gewinnt er neue Energie, neues Substrat, um sich zu regenerieren. Deshalb ist es nicht egal, welche Nahrung wir zu uns nehmen.

Bevor ein/e chinesische/r Arzt/Ärztin mit Akupunktur oder Kräuter-therapie behandelt, informiert er/sie sich, was der Patient isst. Denn jede noch so gute Therapie mit Nadeln und Kräutern ist nur halb so effektiv, wenn grobe Ernährungsfehler gemacht werden.

Jeder Mensch hat individuelle Bedürfnisse, die für seine Gesundheit und sein Wohlbefinden förderlich sind. Die chinesische Ernährungs-lehre bietet sehr viel Hintergrundinformation zu den Nahrungsmitteln und vor allem der Art der Zubereitung. Kochen und in Ruhe das Essen genießen - das ist die Devise!!!

In diesem Sinne freuen Sie sich auf die Lektüre dieses Buches, das in sehr einfacher, anschaulicher Weise Philosophie und Praxis verbindet und einen wunderbaren Einstieg in eine neue Lebensweise ermöglicht.

Dr. Michaela RABL
www.we-care.at

Wichtige Hinweise

Ganz wichtig ist mir zu Beginn zu sagen, dass die TCM-Ernährung (Traditionelle Chinesische Medizin) keinesfalls einen Arztbesuch ersetzt. Ob Sie eine bestimmte Krankheit haben, kann nur Ihr Arzt feststellen. Selbstständig und ohne Rücksprache mit einem Arzt lang andauernde Zustände von Schmerz oder anderen Problemen anzugehen - davon rate ich ab. Die TCM-Ernährung dient vor allem der Gesunderhaltung und als Ergänzung zu einer vom Arzt verordneten Therapie.

Die TCM geht davon aus, dass jeder Mensch einzigartig ist. Daher finden Sie in Büchern naturgemäß nur allgemeine Tipps. Probieren Sie selber aus, was Ihnen gut tut. Für individuelle Ernährungspläne empfiehlt sich eine ausführliche TCM-Diagnose (Befragung, TCM-Zungendiagnose sowie TCM- Pulsdiagnose). Dazu wenden Sie sich bitte an eine TCM-ErnährungsberaterIn Ihres Vertrauens. (Siehe **Linktipps** im Anhang).

Zusätzlich zu Ihrer vom Arzt verordneten Therapie und zur TCM-Ernährung kann auch noch eine Kur spezieller TCM-Kräutertees sowie Akupunktur zum Einsatz kommen. Diesbezüglich wenden Sie sich bitte an einen TCM-Arzt.

Wenn die TCM bestimmte Organe per Namen nennt, dann ist nicht das Organ selbst gemeint, wie es die westliche Medizin kennt. Vielmehr sind es der energetische Bereich des Organs sowie die dazugehörigen Meridiane (Energieleitungen).

Faktor Zeit in der Alternativtherapie:

In unserer raschlebigen Zeit sind wir gewohnt, dass alles sofort geht. Westliche Medikamente unterstützen dies und wirken rasch. Sie therapieren die Auswirkungen der Krankheit, und das ist gut so. Doch am Grund der Krankheit ändern sie nichts. Wenn also die eine oder andere Krankheit immer wieder kommt oder gar chronisch wird, ist Umdenken angesagt. Und damit die Suche nach der Wurzel des Übels.

Chinesische Rezepturen, Akupunktur oder Ernährung (und alle anderen Alternativtherapien) arbeiten langsam, da sie immer auch die Selbst-heilungskräfte des Körpers anregen.

Oft ist aber der Energiepegel in unserem Körper so weit abgesunken, dass es Monate oder gar Jahre dauert, ihn wieder aufzubauen.

Geduld heißt hier das Zauberwort

... und Achtsamkeit auf schon kleine positive Veränderungen unserer "Wehwehchen", die sich während einer TCM-Therapie von Woche zu Woche verbessern und schließlich nicht mehr auftreten. Schließlich sind sie auch nicht von heute auf morgen erschienen, sondern wir haben sie langsam über Jahre "angespart".

Eine Akupunkturtherapie kann manchmal ein Jahr und länger dauern, Ernährungsumstellung noch länger. Unten finden Sie einige Richtwerte, damit Sie ein ungefähres Zeitgefühl bekommen und Ihre Ungeduld bezähmen können.

Vielleicht spornt Sie diese Aufstellung ja auch an, jetzt gleich zu beginnen, Veränderungen in Ihrem Leben vorzunehmen. Denn, wie Sie sehen werden, beginnt der Verlust unserer Gesundheit mit allgemeinem Energiemangel und breitet sich - ähnlich wie beim "Dominoeffekt" - über die Jahre weiter aus, bis hin zu einem kräftigen Mangel an allen wichtigen Substanzen (Yin, Yang, Blut, Körpersäfte).

Und es liegt ganz allein in Ihrer Hand, hier früher oder später einzuschreiten und die Dominosteine mit dem einen oder anderen Trick am Umfallen zu hindern ;-).

Achtung:
Bei Mangelerscheinungen müssen die hier genannten Symptome nicht alle zutreffen und können auch aus anderen Gründen entstanden sein. Daher ist es immer besser, Ihre Beschwerden erst von Ihrem Arzt abklären zu lassen! Die angegebenen "Aufbauzeiten" sind Durchschnittsangaben und basieren auf langjährigen chinesischen Beobachtungen und Studien.

Allgemeiner Energiemangel:

Aufbauzeiten: Je nach Ausgeprägtheit zwischen 1 und 6 Monaten

Symptome können unter anderem sein:
Schwäche, Lethargie, wenig Motivation, spontanes Schwitzen, kein Bewegungsdrang, Kurzatmigkeit beim Treppensteigen, Schwindel beim Aufstehen, Erkältungsanfälligkeit ...

Ursachen können unter anderem sein:
Stress, Überarbeitung, Schlafmangel, negative Emotionen und Gedanken, viele Geburten rasch hintereinander, chronische Erkrankung, Ernährungs-

fehler (denaturierte Nahrungsmittel, zu viel Tiefkühl- und Mikrowellen-kost), zu viele kalte und rohe Nahrungsmittel, zu viele Milchprodukte und Südfrüchte ...

Yang-Mangel (Fortgeschrittener Energiemangel):

(Yang: Bitte lesen Sie hierzu das Kapitel "**Yin und Yang im Alltag**")

Aufbauzeiten: Bis zu drei Jahren

Symptome können unter anderem sein:
Wie bei allgemeinem Energiemangel, zusätzlich aber auch noch Kälteempfindungen, kalte Extremitäten, Wasseransammlungen, Erschöpf-ungszustände, Menstruationsbeschwerden, häufiger Harndrang mit hellem Urin, Rückenschmerzen mit Verschlimmerung im Liegen ...

Ursachen können unter anderem sein:
Wie bei allgemeinem Energiemangel, aber chronisch, langandauernde Ernährungsfehler und einseitige Ernährung, wie zum Beispiel Diäten, Nahrung von ausschließlich rohen Lebensmittel, etc.; Alter, u. U. Medikamente

Blut- und Säftemangel:

Aufbauzeiten: Bis zu 1 Jahr

Symptome können unter anderem sein:
Beeinträchtigtes Sehvermögen, trockene Haut, Haarprobleme (trocken, gespalten, Haarausfall), brüchige Fingernägel, Hauterkrankungen, Schlaf-störungen, Verstopfung, Vergesslichkeit, spärliche oder ganz aus-bleibende Menstruationsblutung ...

Ursachen können unter anderem sein:
Allgemeiner Energiemangel, Blutverlust bei Operation oder schwerer Geburt, gestautes Blut, Bewegungsmangel über Jahrzehnte, zu viel Lesen, PC, Arbeit, Studieren in der Nacht, Kaffee, Schwarztee, Ernährungs-fehler ...

Yin-Mangel (Fortgeschrittener Blut- und Säftemangel):

(Yin - Bitte lesen Sie hierzu das Kapitel "**Yin und Yang im Alltag**")

Aufbauzeiten: Bis zu 7 Jahren

Symptome können unter anderem sein:
Wie oben, zusätzlich: Hitzegefühl, das am Nachmittag oder Abend stärker wird, Zungenbrennen, Nachtschweiß, Schwitzen am Brustbein, Ohrensausen; Augentrockenheit, Angstzustände, trockener Husten, Hitzewallungen ...

Ursachen können unter anderem sein:
Wie bei Blutmangel, Hormonschwankungen, Erbanlagen, Alter, chronische Krankheiten, Drogenmissbrauch, chronischer Schlafmangel, Überarbeitung, Rauchen, Emotionen (Zorn, Begierde), Ernährungsfehler u.a.

Notizen:

....

....

....

....

....

....

....

....

....

....

....

....

....

Teil 1

Einführung

Einleitung in die Traditionelle Chinesische Medizin (TCM) und deren Ernährungsform

Die Anfänge der chinesischen Medizin liegen ca. 3000 Jahre zurück. Weise beobachteten die Natur und zogen Rückschlüsse von deren Vorgängen auf die des menschlichen Körpers.

Viele unterschiedliche Werke gelehrter Männer zeugen von der jahrhundertelangen Entstehungsgeschichte der chinesischen Medizin.

Daraus haben sich fünf Säulen herauskristallisiert, die alle darauf abzielen, den Energiefluss im menschlichen Körper wieder herzustellen und sein ganzes Organgefüge in Balance zu bringen.

Die fünf Säulen sind:

1 Ernährungslehre
2 Kräutertherapie
3 Akupunktur und Moxibustion
4 Tuina
5 Qi Gong und Tai Chi/Taiji (Bewegung)

1) Ernährungslehre:

Man erkannte schon sehr früh, dass es keinen Unterschied zwischen Nahrungsmitteln und Arzneimitteln gibt. Bei uns setzten Hippokrates und Hildegard von Bingen Nahrung zu Heilzwecken ein. Auch in der chinesischen Medizin steht die qualitative Wirkung der Nahrungsmittel auf den Organismus an erster Stelle.

Die erste und wichtigste Maßnahme bei Erkrankungen war die Umstellung der Ernährung, damit so das energetische Gleichgewicht wieder hergestellt werden konnte.

"Ist er Koch oder Arzt?"

So war im alten China der Arzt auch gleich der Koch. Und bezahlt bekam er nur, solange die Familie gesund war. Erkrankte ein Familienmitglied, dann nahm man an, dass der Arzt nicht richtig gekocht hatte.
Als die wichtigsten krankmachenden Faktoren gelten seit damals: An erster Stelle schwächen übermäßige Emotionen den Energie(Qi)-Fluss

des Organismus. An zweiter Stelle kommt ungesunde Ernährung über längeren Zeitraum hinweg. Und erst wenn diese Faktoren den Organismus ausreichend geschwächt haben, können sogenannte "pathogene Erreger" (krankmachende Erreger) im Körper wirksam werden.

TCM-Ernährung in Kürze:

Der Mensch ist verbunden mit seiner Umwelt, den Jahreszeiten, dem Klima und allen Zyklen der Natur. Es soll in größtmöglicher Harmonie gelebt werden. Harmonie innerhalb des Einzelorganismus Mensch, den Menschen untereinander und zwischen Mensch und Natur.

Jeder Mensch ist anders und verändert sich zudem noch im Wandel der Natur. Jahreszeiten, Erlebnisse und Lebensalter tragen zu veränderten Bedingungen bei, denen durch angepasste Ernährung Rechnung getragen werden kann. Was einem Menschen guttut, kann dem anderen Schmerzen verursachen. Was man im Sommer verträgt, kann im Winter Beschwerden machen. Was Kindern guttut, das kann Erwachsenen belasten und umgekehrt.

Das Ziel der TCM-Ernährung ist, Harmonie im Körper aufzubauen und Gesundheit zu fördern. Ist die Harmonie gestört, kann sie durch Ernährung, Bewegung oder Ruhe wieder ins Gleichgewicht gebracht werden.

Im Mittelpunkt der Betrachtungen steht immer der Mensch mit seiner individuellen Konstitution und Befindlichkeit. Die Ernährung harmonisiert den persönlichen Energiezustand.

Die Gesundheitsförderung durch die Ernährung nach der TCM findet da ihre natürlichen Grenzen, wo man mit Lebensmitteln und speziellen Zubereitungsformen allein nichts mehr erreichen kann. Hier kann ein erfahrener TCM-Arzt weiterhelfen - mit Akupunktur, chinesischen Teemischungen oder dergleichen. Die TCM Ernährung bildet aber immer ein gutes solides Fundament.

Die westliche Medizin und die traditionelle chinesische Medizin ergänzen einander wunderbar. Manche akuten Zustände gehören rasch und durch einen westlichen Arzt behandelt und können danach durch die TCM (z. B. durch Akupunktur oder chinesische Kräutertees) weiterbehandelt werden.

Dies zu entscheiden liegt bei Ihnen und Ihrem Arzt, im besten Fall einem/r MedizinerIn, der/die beide Systeme studiert hat.

Ernährung nach der TCM - das Fundament unseres Lebens

Die Erkenntnisse über TCM-Ernährung entstanden vor mehr als 2000 Jahren und konnten damals wie heute Menschen helfen, ihre Gesundheit zu pflegen. Durch Akupunktur und chinesischer Heilkräutertherapie, vom TCM Arzt verschrieben und ausgeführt, können auch viele Krankheiten geheilt werden. Ob für Sie eine TCM-Therapie ideal ist, besprechen Sie bitte mit Ihrem Arzt, TCM-Arzt oder Ihrer TCM-Ernährungsberaterin, die Sie gegebenenfalls zu einem TCM-Arzt Ihres Vertrauens weiterempfehlen wird.

Die alten chinesischen Gelehrten, auch Taoisten genannt, verglichen unseren Körper mit einem Gefäß, in dem unsere Seele wohnt. Ich vergleiche unseren Körper gerne mit einem Palast, der auf einer festen Grundmauer steht. Die Grundmauer unseres Palastes kann über die Ernährung gestärkt, gepflegt und wieder aufgebaut werden. Alle anderen Techniken und Therapien bauen auf dieser Basis auf.

Sollten wir daher nicht ganz besonders gut auf dieses Fundament achten?

Warten Sie daher nicht bis morgen, fangen Sie heute schon an, etwas für Ihr Fundament zu tun. Achten Sie darauf, wie Ihr Körper auf bestimmte Lebensmittel reagiert. Hören Sie auf Ihr Bauchgefühl und essen Sie nichts, worauf Sie nicht wirklich Lust haben! Machen Sie öfter mal eine Pause während der Arbeit und entspannen Sie sich. Lüften Sie häufiger und gehen Sie in der frischen Luft spazieren - über die Atemluft bekommen wir Energie!

Wichtige Details der TCM-Ernährung:

Wenn Sie sich nach den Richtlinien der TCM ernähren möchten, dann essen Sie ausgewogen, nach den Jahreszeiten und nach dem persönlichen Bedarf. Ausgewogen heißt, dass Sie während einer Mahlzeit Süßes, Salziges, Saures, Scharfes und auch Bitteres zu sich nehmen. Sie essen niemals zu viel, weder an Menge noch an einer bestimmten Geschmacksrichtung oder an einem bestimmten Lebensmittel, weil Sie spüren, wann Sie genug haben und was für Sie gut ist.

Sie haben Ihre persönliche Ernährung (und die Ihrer Familienmitglieder)) gefunden, alle fühlen sich wohl, haben selten Erkältungskrankheiten und sind emotional relativ ausgeglichen. Sie genießen aber auch Einladungen und Besuche in Restaurants, weil Sie an Hand der Speisekarte wählen können, was Ihnen guttut.
Das alles braucht natürlich Zeit. Eine Umstellungszeit von einem Jahr ist

normal. Oft dauert es viele Jahre, bis unser Körper wieder Vertrauen zu uns gefasst hat und mit uns spricht.

Allgemeine Ernährungs- und Lebensregeln in der TCM:

Die hier angegebenen Regeln sind Empfehlungen aus der chinesischen Literatur. Es ist die Höchstform des gesunden ausgeglichenen Lebens. Manches davon können Sie vielleicht gleich umsetzen, anders später, manches vielleicht auch nie.

Warmes Frühstück

Mahlzeiten sollten so sein, wie bei uns ein altes Sprichwort sagt: "Iss zum Frühstück wie ein Kaiser, zu Mittag wie ein König und am Abend wie ein Bettelmann." (Üppiges schweres Essen am Abend lässt einen leichter in der Nacht aufwachen und verstärkt die Morgenmüdigkeit.

Mindestens zwei Mal täglich Gekochtes essen (kann auch dann kühl gegessen werden - z. B. im Sommer).

- Warm essen (nichts Heißes)
- Lange Essenspausen vermeiden
- Beim Essen das Essen genießen - nicht lesen, fernsehen, streiten oder arbeiten.
- Gut kauen, das vermindert unter anderem auch Blähungen.
- Am Abend nichts Aufregendes mehr machen.
- Tiefkühlprodukte eher meiden
- Mikrowelle eher meiden
- Alles, das durch industrielle Verarbeitung lief, eher meiden - diese Produkte haben nur wenig Lebensenergie (Qi) (z. B. Dosenprodukte, Eingelegtes, Packerlsuppen, Wurst, Käse ...)
- Weiße Teigwaren und weißes Mehl meiden, besser Vollkorn.
- Weißen Zucker meiden, besser Honig, Ahornsirup oder eventuell Rohrzucker
- Brot selten (besonders bei Magenprobleme, da es den Magen austrocknet und dadurch erhitzt), das gilt auch für Vollkornbrot.
- Milch & Co bewusst verwenden, wenn, dann aber Vollmilch oder Volljoghurt und keine künstlich entfetteten Produkte!
- Im Winter viel schlafen, ruhen!
- Eventuell probieren: Qi Gong, Tai Chi oder Yoga - oder eine andere leichte Bewegungsart, damit das Qi gut fließen kann. (Adressen siehe Anhang.)
-

Was macht die TCM-Ernährungsberatung?

Wenn Ihr "Fundament" schon kleine Sprünge aufweist, Sie sich öfter mal unwohl fühlen oder Sie schon bei einem Arzt in Therapie sind, dann suchen Sie professionelle Hilfe für Ihre Ernährungsumstellung bei einer TCM- Ernährungsberaterin Ihres Vertrauens.

Nach einer eingehenden Anamnese (Befragung, Zungen- und Puls-diagnose nach der TCM), in die auch Ihre derzeitigen Ernährungs-gewohnheiten mit einbezogen werden, wird ein individueller Ernährungs-plan für Sie ausgearbeitet. Diese wird dann beim nächsten Termin be-sprochen, zudem bleibt auch viel Zeit für Ihre Fragen. Dann geht es los!

Sie können in Ihrem eigenen Rhythmus und nach den Möglichkeiten Ihres Lebens und Ihrer Familie mit der Pflege Ihres Lebensfundamentes beginnen!

Ein längeres TCM-Ernährungscoaching hat sich bei Anfangsschwierig-keiten und bei Schwierigkeiten im Wechsel der Jahreszeiten als ideal erwiesen. Die monatlichen bzw. ca. sechswöchigen Gespräche machen Mut und geben immer wieder Kraft und Energie. So kann das Ziel - die Umstellung auf die TCM-Ernährung - leichter erreicht werden.

2) Kräutertherapie

Die Ernährungsumstellung kann man auch mit chinesischen Kräutern unterstützen. Ähnlich wie bei uns die Kräutertees und die alten Rezepte von Hildegard von Bingen oder Kneipp, arbeitet man in China auch mit Tees aller Art.

Dabei werden aus allen Pflanzenauszügen - auch den Pflanzen, die wir als Lebensmittel bezeichnen - Teeabsude gekocht. Rinde, Wurzel, Äste, Blätter von Pflanzen, im traditionellen China aber auch Teile von Tieren, bringen den Qi-Fluss effektiv wieder in Ordnung.

Bei uns in Österreich dürfen chinesische Teemischungen nur von (TCM)-Ärzten verschrieben werden. Da die chinesischen Kräuter viel stärker wirken als die westlichen, empfiehlt es sich, chinesische Teemischungen aus Büchern nicht ohne Rücksprache mit einem Arzt über einen längeren Zeitraum hinweg zu verwenden.

3) Akupunktur und Moxibustion

Akupunktur nimmt direkten Einfluss auf unsere Lebensenergie Qi (siehe Kapitel "**Unsere Lebensenergie Qi & Co**"), die unter anderem in Bahnen, die in der Fachsprache "Meridiane" genannt werden, fließt. So hat jedes Organ seinen eigenen Meridian. Ähnlich wie Autos auf der Autobahn, sollte die Lebensenergie pro Meridian nur in eine bestimmte Richtung fließen. Manchmal kommt es aber vor, dass ein Teil der Lebensenergie in die umgekehrte Richtung fließt - Geisterfahrern gleich. Daraus resultieren Probleme.

Während einer Akupunktursitzung wird das Qi in bestimmten Meridianen mittels sehr feiner Nadeln wieder in seine Flussrichtung gebracht. Diese Tradition ist in China sehr alt, bei uns jedoch relativ jung.

Manchmal manifestieren sich gewisse Kältezustände im Körper, die eine spezielle Wärmeanwendung benötigen. Hier greift man zur Moxibution. Dazu werden spezielle "Moxazigarren" über dem bestimmten Akupunktur-punkt abgebrannt.

Akupunktur darf bei uns in Österreich auch nur von einem TCM-Arzt angewendet werden, eine Form der Selbsthilfe stellt aber die "Akupressur" dar, die auch der Laie in Kursen für die Selbsthilfe lernen kann.

4) Tuina

Tuina - gesprochen mit Betonung auf dem "a"- sieht sich als wichtige Ergänzung zur Akupunktur-, Kräuter- sowie Ernährungstherapie. Sie nimmt dabei einen hohen Stellenwert ein.
Genau wie die anderen Traditionellen Chinesischen Therapieformen basiert Tuina auf der Meridianlehre und dem optimalen Fluss des Qi's im Körper. Eine sehr alte Lehre, aus der sich andere Techniken - z. B. Shiatsu - entwickelt haben.
Bestimmte Meridianpunkte werden durch spezielle Schiebe- und Reibetechniken stimuliert. Dadurch kommt das Qi in Fluss, das Yin und Yang im Körper wieder ins Gleichgewicht und der Kreislauf der fünf Elemente beginnt optimal zu funktionieren.
(Für Details zu diesen Begriffen lesen Sie bitte die Kapitel "Unsere Lebensenergie" sowie "Im Kreislauf der Elemente" und "Yin und Yang im Alltag".) Bei gesunden Menschen kann die Tuina-Therapie das Wohlbefinden verbessern und dabei die Abwehrkraft des Körpers stärken.

5) Qi Gong und Tai Chi (Bewegung)

QI GONG ist eine aus China stammende energetische Methode zur Pflege und Kultivierung von Körper, Psyche und Geist. Diese über Jahrtausende gewachsene Methode der Energiearbeit (QI = Energie; GONG = Arbeit) aktiviert, verstärkt und reguliert im Sinne einer Harmonisierung unseren Körper, unsere Atmung und unsere geistige Haltung. Diese Harmonisierung wird erreicht, wenn wir in einem ersten Schritt durch die bewegten Qigong- Übungen unsere Aufmerksamkeit voll und ganz auf unseren Körper und auf das lenken, was wir im gegebenen Zeitpunkt, im Hier und Jetzt, tun.

Durch **Qigong** wird so die Lebensenergie Qi verstärkt zum Fließen gebracht, denn sie folgt unserer Aufmerksamkeit. Zu Beginn unserer Übungspraxis richten wir unsere Aufmerksamkeit auf das wichtige Energiezentrum im Unterbauch, den "unteren Dantian". Durch ausdauerndes Üben wird nach und nach Energie gesammelt und über Leitbahnen/Meridiane in Körperbereiche gelenkt und geleitet, die Energiemangelzustände aufweisen. Es ergibt sich so ein Energieausgleich, wodurch körperliche wie auch psychische Befindlichkeitsstörungen und Krankheiten auf den Weg der Besserung bis zur Heilung gebracht werden.

TAI CHI weist den Weg zum Einklang von Körper, Geist und Seele. Tai ist die Quelle der Lebenskraft. Es ist ein Konzept von Kraft, Energie, Atem, welches das gesamte Universum einschließt. Alles Leben sowie der menschliche Organismus sind Manifestationen des Qi's. Der zweite Aspekt ist der geistig spirituelle, mit der man die Energie im Körper fühlen und bewusst lenken lernt.

Bei den Übungen werden die eigenen Körperwahrnehmung geschärft, die Meridiane geöffnet, damit das Qi besser fließen kann, der Qi-Fluss stark erhöht und das Qi in den wichtigen Zentren des Körpers gespeichert.

Dadurch bringt die Beschäftigung mit der universalen Lebenskraft schon zu Beginn der Übungen Freude und Erfolg für die Verbesserung der Gesundheit und des Wohlbefindens. Je mehr Zeit und Übungen man in die Kultivierung dieser Lebenskraft investiert, desto besser sind die Erfolge.

Der Weise hat keine unumstößlichen Grundsätze;
er passt sich anderen an.
Laotse

Unsere Lebensenergie - Qi & Co Praktische Anwendung im Alltag

Alle fünf Säulen der Chinesischen Medizin arbeiten mit dem Qi. Qi ist der Atem des Lebens. Ein etwas abstraktes Wort, eine unsichtbare Größe, die uns "unfassbar" erscheint. Das ist zum Einen so, weil diese Energie viele unterschiedliche Formen und Dichten annehmen kann (ähnlich wie Nebel), zum Anderen erscheint uns Arbeit mit einer unsichtbaren Größe wenig Sinn zu machen. Denn alles, was wir anscheinend nicht spüren, ist schwierig zu begreifen. Daher habe ich Ihnen einiges an praktischen Tipps zum Verständnis des Qi's aufgeschrieben. Es soll Ihnen Spaß machen, Ihr Qi kennen zu lernen und animieren, die eine oder andere Qi-Arbeit (Qi Gong, Tai Chi, Yoga oder TCM) einmal auszuprobieren.

Warum ist am Ende meiner Energie noch so viel Tag übrig?

Ich möchte Ihnen gerne folgendes Gedankenmodell vorstellen:
Sie haben einen kleinen Gascampingkocher und möchten so lange wie möglich mit dieser kleinen Menge an Gas (= Energie) auskommen. Stellen Sie sich nun vor, dass Sie Tee kochen. Was würden Sie als Teewasser verwenden, um so wenig wie möglich an Gas zu verbrauchen, Eiswürfel oder schon vorgewärmtes Wasser?

Sie lächeln. Natürlich, Sie würden das warme Wasser verwenden.

Was hat das mit Ernährung zu tun? Es ist ein Vergleich: die Energie des Gases setze ich hier mit unserer Lebensenergie gleich, die uns für einen Tag und für ein ganzes Leben zur Verfügung steht. Und das Wasser oder die Eiswürfel mit unserer Ernährung ...

Was ist Qi?

In der chinesischen Literatur finden sich unzählige Versionen des Qi's. Feine Konzentrationen, die ich gerne vergleiche mit einem leichten Nebel, der sich an einem Sommermorgen über dem Wald hält. Dichtere Konzentrationen, die man sich wie dichter Nebel im November vorstellt. Da man Qi nicht "greifen" kann, ist natürlich schwer, es" "begreiflich" zu machen. Und doch kann jeder Mensch den Qi-Fluss spüren, z. B. dann, wenn wir eine "Gänsehaut" bekommen. Dabei spüren wir das Qi, das unsere Poren schließt und unsere Haare sich aufstellen lässt.

Die unterschiedlichen Arten des Qi's kann man sich auch vorstellen wie die Punkte auf einer Plakatwand. Wenn Sie weit weg stehen, dann sehen Sie ein Bild. Treten Sie aber näher und näher, dann zerfließt das Bild in Einzelteile - in größere oder kleinere Punkte.

Vielleicht können Sie sich ein noch besseres Bild machen vom Qi, wenn Sie sich die ungefähre Zeichenerklärung des chinesischen Zeichens für Qi bildlich vorstellen.

Das Zeichen bedeutet "Einem Gast geschnittenen Reis als Nahrung anbieten." Der untere Teil des Zeichens bedeutet "Reis" - also feste Materie und der obere Teil bedeutet "Dampf" oder "Atem" - also "feinstoffliche" Materie. Es hat also sehr viel mit Luft, dem Äther zu tun, aber auch mit fester Nahrung.

Wo befindet sich das Qi?

Die wesentliche Quelle des Qi's in unserem Körper sind nach der TCM die Nieren. Hier wird die Lebensenergie gespeichert. Das Qi selber bewegt sich im menschlichen Körper in Leitbahnen, die Meridiane genannt werden. Ich vergleiche sie gerne als "Autobahnen", in denen die Energie in einer bestimmten Richtung fließt. Die Meridiane versorgen bestimmte Organe mit Qi. Jedes Organ hat seinen Meridian. Und in jedem Meridian fließt das Qi in eine bestimmte Richtung.

Manchmal gibt es einen "Stau" auf diesen Autobahnen, Blockaden, die verhindern, dass das Qi frei fließen kann. Blockaden, die wir z. B. dann spüren, wenn wir Schmerzen haben. Denn einer der Schmerzursachen ist eben die Blockade des Qi-Flusses. Manchmal passiert es auch, dass eine Blockade im Meridian so groß ist, dass sich der Qi-Fluss umdreht. Das wohl deutlichste Beispiel ist der Qi-Fluss des Magens. Normalerweise geht er hinunter (der Magen entleert sich ja auch nach unten), gibt es einen Qi-Stau entsteht Übelkeit; dreht sich der Qi-Fluss um, dann entleert sich der Magen nach oben (erbrechen).

Manchmal verschwinden Schmerzen, wenn wir uns bewegen oder die schmerzende Stelle streicheln oder massieren. Durch Bewegung kommt das Qi wieder in Fluss - der Schmerz verschwindet. (Schmerzen können aber auch aus anderen Gründen entstehen. Unklarheiten klären Sie bitte mit Ihrem Arzt ab.)

Qi ist immer da, es fließt überall, ist eine kosmische Kraft und alles besteht aus Qi. Manchmal in dichter Form, manchmal in feiner. Über das Qi sind wir daher mit allem verbunden, alles ist eins. Mit dieser Feststellung begeben wir uns von der grobstofflichen Materie der Ernährung zur feinstofflichen und spirituellen Betrachtungsweise - dem Taoismus.

Wo können Sie Qi tanken?

Qi ist der Motor, der alles nährt und verwandelt. Qi ist für unzählige Vorgänge in unserem Organismus wichtig. Solange das Qi sich bewegt, lebt der Organismus. Ihr Qi bemerken viele von uns erst, wenn es fehlt. Wenn wir uns müde und ausgelaugt fühlen.

Nach der TCM gibt es zwei wesentliche Quellen an Qi für uns. Die eine Quelle, das sogenannte "vorgeburtliche Qi", bekommen wir zum Zeitpunkt unserer Zeugung von unseren Eltern mit. Dieses Qi steht uns als "Notreserve" zur Verfügung, und wir können es mit meditativen Übungen, Qi Gong, Tai Chi oder Yoga pflegen.

Die zweite Quelle, "nachgeburtliches Qi" genannt, können wir täglich aufs Neue gewinnen. Es ist das Qi, das wir für unser tägliches Leben benötigen und erneuert sich zum größten Teil über:
- die Nahrung,
- die Atmung und
- wird im Schlaf regeneriert.

Weitere Quellen sind aber auch:
- Tai Chi,
- Qi Gong,
- Yoga und
- meditative Techniken.

Wenn wir jetzt beispielsweise Folgendes betrachten: Der Tag war stressig, unsere Atmung eher flach. Zum Essen gab es aus Zeitmangel nur Naschereien. Sorgen nehmen uns den Schlaf.

Ergebnis: Unsere Energiespeicher konnten sich nicht ausreichend füllen. Im Laufe des Tages wird die Energie knapp: zunächst kein Problem, denn an diesem Punkt bedient sich der Körper der vorgeburtlichen Energie. Das geht automatisch und ohne, dass wir es merken.

Im Laufe des Lebens verringert sich das vorgeburtliche Qi - auch das ist ein natürlicher Vorgang. Ist kein vorgeburtliches Qi mehr vorhanden, endet unser Leben. Damit das nicht zu rasch passiert, pflegen wir TCMler unser vorgeburtliches Qi, indem wir unser nachgeburtliches Qi täglich maximal auffüllen.

Sie sehen also, wie wichtig es ist, sich gesund zu ernähren, richtig zu atmen und auch ausreichend zu schlafen!

Qi in aller Kürze:

- Aktive Energie (Ursprung aller willentlichen und unwillentlichen Bewegungen)
- Nimmt verschiedene Formen an
- Bewegt die Nahrung, das Blut und alle Körperflüssigkeiten
- Wärmt (von außen über die Haut)
- Hält Organe an ihrem Platz
- Schöpferische Kraft (bestimmt physische und psychische Kraft)
- Kreativität der Gedanken
- Muße und Ruhe helfen Qi bei der Entfaltung

Einen Mangel an Qi könnten Sie unter anderem bemerken:

- Mutlosigkeit
- Verlust von Interesse und Teilnahme
- Kälteempfindungen, Frösteln
- Taubheitsgefühl (Einschlafen der Glieder)
- Ödeme (Flüssigkeitsansammlungen)
- Chronische, dumpfe Schmerzen

Einige Lebensmittel, die das Qi bewegen:
z.B. Karfiol, Knoblauch, Lauch, Fenchel, Zwiebel, Rettich, Salat, Essig

Einige Lebensmittel, die das Qi auffüllen:
Butter, Schlagobers, Reis, Kartoffel, Champignons, Kürbis, Haselnüsse, Rind, Hirsch, Hase, Fasan, Weintrauben, Erdnüsse

Das Qi in der Nahrung:

Zurück zu unserem Modell mit dem Gascampingkocher. Sie erkennen, dass warme Nahrung für unseren Körper besser zu verwerten ist. Er braucht weniger Energie, um die Nahrung "aufzuwärmen" oder gar zu kochen. Sie kochen und erwärmen Ihre Nahrung auf dem Herd und nicht mehr in Ihrem Magen und Darm.

Mit der Temperatur "warm" ist aber nicht nur die Zubereitungstemperatur gemeint. Jedes Lebensmittel hat von Natur aus eine bestimmte Temperaturwirkung im Körper. Manche wirken kühlend, andere neutral oder erwärmend.

Kühlende Nahrungsmittel helfen unserem Körper im Sommer, belasten ihn aber im Winter. Diese Erkenntnis können wir auch bewusst nutzen, zum Beispiel, wenn wir Fieber haben. Dann hilft uns etwa eine kühlende Birne. Wenn wir aber im Sommer zu viel Eis nicht vertragen haben, hilft uns unter Umständen eine Scheibe Ingwer, die Birne würde unsere Übelkeit noch verstärken.

Um zu erkennen, welche Nahrungsmittel wann am besten gegessen werden, schauen wir uns bei Mutter Natur um. Sie lässt in jeder Jahreszeit und in jedem Klima genau das wachsen, was für den Organismus optimal ist. Ist es heiß, stellt sie abkühlende Lebensmittel zur Verfügung, ist es draußen kalt, dann gibt es bald keine "frischen" Gemüse und Obst mehr. Das was wir dann noch bekommen, sind Lebensmittel, die trotz der Kälte erhältlich sind, weil sie als "Lagergemüse" oder "Lagerobst" unserem Organismus im Winter Wärme zuführen können.

"Warm" bedeutet für jeden Menschen etwas anderes. Was für den einen schon "heiß" ist, ist für den anderen noch "kalt". Wichtig ist hier, die persönliche Wohlfühltemperatur herauszufinden.

Wenn Sie sich näher mit der Energie in der Nahrung beschäftigen möchten, führt der erste Schritt über warme Nahrung und warme Getränke. Später wählen Sie nur mehr Nahrungsmittel der Saison aus und spüren selbst die Wirkung der Nahrungsmittel auf Ihren Organismus. Sie stellen sich aus erwärmenden, kühlenden und neutralen Lebens-mitteln immer genau die Mahlzeit zusammen, die Ihrem persönlichen Bedürfnis entspricht.

Bald schon spüren Sie positive Veränderungen in Ihrem Energiehaushalt und wagen sich weiter hinein in die wohlschmeckende, energetisierende Welt der TCM-Ernährung. Und schon bleibt Ihnen genügend Energie bis zum Tagesende.

Simmern Sie Ihre Nahrung:
"Simmern" bedeutet, Nahrungsmittel langsam zu erwärmen und so lange Energie zuzuführen, bis sie für den Organismus verträglich werden. Wie lange eine Speise gesimmert wird, hängt also von der persönlichen Verdauungsleistung ab.

Vielleicht empfinden auch Sie, dass gesimmerte Nahrung, also Nahrung, in die die Energie langsam hinein geflossen ist, diese im Körper auch langsam abgibt. Und Nahrungsmittel, die rasch gekocht werden, z. B. im Druckkochtopf, ihre Energie auch rasch wieder abgeben. Es fühlt sich an, wie wenn die Energie "verpufft".

Tiefkühlnahrung:
Nach der TCM wohnt in tiefgekühlten Nahrungsmitteln kein Qi mehr. Stellen Sie sich vor, Sie frieren Wasser in einer Glasflasche ein. Das Wasser dehnt sich beim Gefrieren aus, die Flasche (die Zellwand) zerreißt, das "Qi" verpufft. Menschen, die sich großteils von Tiefkühlnahrung ernähren, spüren den Mangel an Qi (siehe weiter oben) deutlich.

Mikrowelle:
Über die Mikrowelle gibt es unzählige Studien. Hier geht es aber nicht über die Strahlung, die austritt oder nicht, hier geht es um die Wirkung der Wellen auf die Lebensmittel und die Reaktionen des Körpers.

Ich möchte hier das Endergebnis eine Schweizer Studie, die der Umweltbiologe Dr. H. U. Hertl 1989 durchgeführt hatte, gefunden im Buch "5 Elemente Ernährung" von Barbara Temelie (**siehe Literaturliste**), kurz zitieren. (Den gesamten Wortlaut finden Sie im Buch von Barbara Temelie.)

"Die gemessene Auswirkungen der Mikrowellen über die Nahrung auf den Menschen zeigen, im Gegensatz zur nichtbestrahlten Nahrung, Veränderungen im Blut, die auf den Beginn eines pathogenen Prozesses hinweisen, und wie sie auch bei der Auslösung eines Krebsgeschehens vorliegen."

Notizen:

....

....

....

....

....

....

....

....

Im Kreislauf der 5 Elemente

Holz, Feuer, Erde, Metall und Wasser

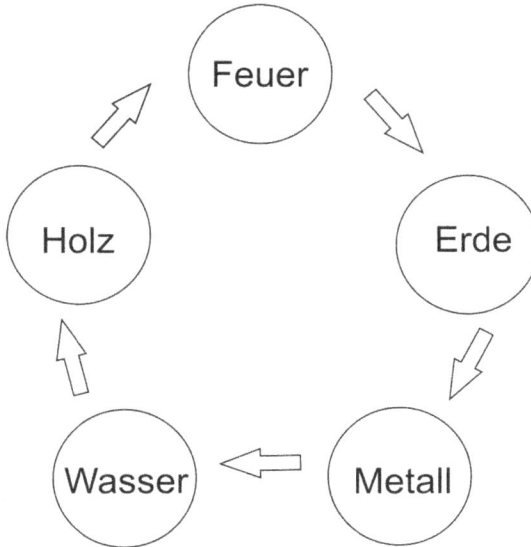

Ganz zu "Anbeginn" der Zeit gewannen die alten Chinesen Erkenntnisse über die Natur und den Menschen, einfach indem sie dieselben beobachteten. Sie erkannten am immer wiederkehrenden Ablauf der Jahreszeiten bestimmte Muster, die sie auch im Leben eines Menschen wiederfanden. Aber nicht nur im Leben des Menschen, sondern in allen Vorgängen der Natur. (Lebewesen, Klima, Sterne, Pflanzen, Gesteins-schichten, einzelnen Sinnen, Organe, Gewebe, ebenso Gefühlen und geistige Fähigkeiten).

Sie teilten die Abläufe in der Natur in fünf Phasen ein, die sie "5 Elemente" nannten und denen sie die wesentlichen Eigenschaften der Naturphänomene gaben: Holz, Feuer, Erde, Metall und Wasser, von denen jedes einzelne das Nachfolgende nährt.

Holz nährt das Feuer, das nur so brennen kann. Aus dem Feuer wird Asche, aus der Erde wird (die die Erde nährt). Aus der Erde stammt das Metall, das in den Bergen "wächst". Metall "nährt" das Wasser und reichert es an. Ohne Metalle und Spurenelemente wäre das Wasser für uns nicht genießbar. Und Wasser - nun schließt sich der Kreis - nährt das Holz - den Baum, damit er wachsen kann. Das eine wäre ohne das andere nicht möglich. Ohne Holz könnte es kein Feuer geben ...

Für den **Frühling** steht die Phase des grünen "Holzes" - im Frühling sprießt alles, neue Kraft schießt in die Bäume. Die Natur expandiert in Blätter, Äste, Zweige und Stämme. So ist dem Element des Holzes auch die Zeit der Kindheit zugeordnet, in dem alles wächst und vor neuen Ideen nur so sprüht. Das Element des Holzes erkennt man aber auch an der Tageszeit - in der Früh geht die Sonne im Osten auf, am monatlichen Zyklus der Frau oder gar im Management, z. B. in der Ideenfindungs-phase.

Der **Sommer** - das rote Feuerelement - bringt flimmernde (rote) Hitze und Trockenheit mit sich. Die Abende sind lang, man geht aus, trifft sich mit Freunden, Kommunikation steht an erster Stelle. Dieses Element steht gleich mit der Pubertät, der Jugend des Menschen, die gekennzeichnet ist von dem "nach Außen gehen" und der Kommunikation mit anderen Jugendlichen; dem Mittag - die Sonne steht im Süden - oder der Phase des Eisprungs im Zyklus der Frau.

Im **Spätsommer** - dem gelben Erdelement - ist die Zeit der Ernte gekommen - der (gelbe) Weizen ist reif. So erleben wir auch die Zeit des "Erwachsenseins" - wir ernten von den (Er-) Kenntnissen, die wir uns in Jahren davor angeeignet haben. Und wir werden unter Umständen Eltern. Es ist auch die Zeit des frühen Nachmittags. Die Zeit der Schwanger- und Mutterschaft. Ein gewisses Innehalten, ein In-sich-Gehen und ein Rasten nach der heißen Phase.

Rückzug der Säfte zeichnen den **Herbst** - das weiße Element des Metalls - (weiße) Nebel ziehen über das Land. Diese Zeit lässt uns "nach innen schauen" und auf das vergangene Leben zurückblicken , und was man schon getan hat, um zu entscheiden, was man noch tun möchte. Es ist auch die Zeit des frühen Alters, des Abends, wo die Sonne (im Westen) untergeht, die Zeit der Trennung, um Altes wegzugeben und Platz für Neues zu schaffen. Im Zyklus der Frau bereitet sich der Körper auf die Menstruation vor.

Der **Winter** - das (dunkelblaue, fast schwarze) Element des Wassers - ist die Zeit, in der alle Aktivität scheinbar zum Stillstand gekommen. Doch nur scheinbar ist diese Zeit totenähnlich. Wie wir wissen, gibt es in der Natur niemals nur einen Pol (hier Ruhe) - unbemerkt bereitet sich die Natur schon auf ein neues Blühen vor. Es ist die Nacht, die in ihrer Schwärze alles auszulöschen scheint. Die Phase des hohen Alters - der Weisheit - , wo man schon genügend Abstand vom Tun der Welt genom-men hat, von ihr Abschied nimmt und sich auf einen neuen Zyklus vorbereitet. Da im Tao die Philosophie der Wiedergeburt gelebt wird, schließt sich mit dem Tod in diesem Leben unser Kreis und beginnt mit einem neuen Leben.

Die Elemente und ihre Organe

Weitere Beobachtungen brachten die Chinesen dazu, jedem Element ein Organpaar zuzuordnen. Auch hier fanden sie die Eigenschaften des jeweiligen Elements. Und auch hier nährt jeweils ein Organpaar das nächste.

Dem **Holz** werden die Organe Leber und Gallenblase zugeordnet. Die Leber ist nach der TCM die kreative Kraft, die unser Wachstum bewirkt, sie entwickelt die Vision und den Plan. Jeder neue Plan erweitert unseren Horizont, birgt aber auch ein Risiko. Daran wachsen wir.

Die Entscheidung darüber, was gemacht wird und was nicht, trifft die Gallenblase. Sie ist es auch die uns dabei hilft, uns mit unseren Bedürfnissen in der Außenwelt durchzusetzen.

Beide Organe arbeiten eng zusammen, denn ohne sinnvolles Konzept sind Entscheidungen nutzlos.

Die Kräfte des Holzelements können stark gestört werden, wenn wir unseren Lebensraum nicht genügend ausbreiten können, wenn keine Zeit und kein Raum ist für unsere Ideen und Visionen oder uns Entscheidungen ständig aus der Hand genommen werden. Dies gilt natürlich für alle Menschen, aber ganz besonders für Kinder.

Herz und Dünndarm gehören zum Element des **Feuers**. Das Herz gilt als "Herrscher über alle Organe", es ist der Sitz des Fühlens und Denkens, unseres gesamten Bewusstseins. Die Herzhülle ist der Leibwächter des Herzens, er beschützt seinen Herren. Die Herzhülle zeigt sich in der Fähigkeit zu geben und Beschwerden, Klagen, Kritik und Liebe von anderen annehmen zu können. Menschen mit starker Herzhülle sind herzlich und warmherzig.
Der Dünndarm sorgt dafür, dass Nahrung ins Blut aufgenommen werden kann, auf der geistigen Ebene sorgt er dafür, dass neue Ideen abgewogen und Stimmiges ins Bewusstsein eingegliedert wird. Eine Schwäche zeigt sich dadurch, wenn der Mensch Überzeugungen und Glaubenssätze von Anderen unverfälscht übernimmt.

Das **Erdelement** ist das wichtigste Element in dem ganzen Kreislauf, meist auch "Mitte" genannt, weil es uns stabilisiert, nährt und zentriert. Die zugeordneten Organe sind Magen und Milz/Bauchspeicheldrüse, die auch in der Leibesmitte liegen.

Der Magen nimmt die Nahrung (und auch Informationen, Neues ...) auf und "verdaut" es. In uralten Schriften liest man, wie wichtig der Magen ist.

Damals waren die Ärzte der Auffassung: "Wenn der Magen noch arbeitet, dann ist auch für den Menschen noch Hoffnung." Auch in der heutigen Medizin ist es ähnlich, wie mir eine Ärztin bestätigte. Die Milz/Bauchspeicheldrüse sorgt für eine Vielzahl an Abläufen im Körper. Ihre zugeordneten geistigen Fähigkeiten sind Konzentration, logisches Denken, Nachdenken über Inhalte und das "sich Sorgen".

Unser westlicher Lebensrhythmus ist nicht gerade darauf ausgerichtet, das Erdelement in uns zu stärken. Wichtig dafür wären regelmäßige Abläufe von Mahlzeiten und Schlafenszeiten, Rituale und gemeinsame Unternehmungen. Gut ist es auch, die Mitte der Wohnung zu schmücken, den Esstisch festlich zu decken, um Erwachsenen sowie Kindern eine stabile Basis zu geben. Das Erdelement ist das Element, das bei Kindern noch schwach ausgebildet ist, darum ist es gerade bei Kindern so wichtig, Rituale, Regelmäßigkeiten und gesunde Ernährung einzuführen.

Lunge und Dickdarm sowie das Gewebe der Haut sind als Organe dem **Metallelement** zugeordnet. Sie sind für Aufnehmen und Abgeben von Energie zuständig. Störungen im Metallelement machen sich zum Beispiel bemerkbar, wenn ein Mensch nichts weggeben kann, seinen Dachboden, Keller oder Kasten übervoll hat. Das Gefühl des Metallelementes ist die Traurigkeit, die uns erfüllt, wenn wir Abschied nehmen müssen. Abschied muss aber sein, wenn wir Neues ins Leben lassen möchten. Nur wenn wir loslassen, kann Raum entstehen, in dem das Alte sterben und das Neue geboren werden kann. Ein Abschied, ohne Vertrauen zu verlieren.

Dem **Wasserelement** hat man die Organe Niere und Blase zugeordnet. Die Nieren sind der Hüter unserer Ursprungsenergie - der Energie, die wir nach der Philosophie des Taos von unseren Eltern bei unserer Zeugung mitbekommen haben. Man ist der Ansicht, dass die Niere der Sitz der genetischen Konstitution ist, zuständig für Knochen, Zähne und "Mark", das man am besten mit "Gehirn" übersetzt. Ihr Gefühl ist die Angst. Dass die Ursprungsenergie im Laufe eines Menschenlebens abnimmt, ist ganz natürlich, ihr Versiegen jedoch entspricht unserem Tod.

Die Blase nimmt den unreinen Anteil der Flüssigkeiten auf und scheidet ihn aus. Die ihr zugeordneten Gefühle sind Eifersucht, Misstrauen und Missgunst.
Wenn wir der Kraft des Wassers folgen, werden wir innerlich still und der Spiegel unserer Seele glatt. Langsam öffnet sich dann die Welt der Träume, das Reich des Schlafes und unseres Unbewussten. Das Wasser ist das Element der Meditation. Im Wasserelement stoßen wir auf das Untrennbare, auf das Tao.

Die Pflege der Elemente

Wenn unser Körper im Gleichgewicht ist und unsere Organe harmonisch miteinander arbeiten, fließt die Energie kraftvoll und gleichmäßig von Element zu Element. Wir sind in unserer Mitte, nichts kann uns aus der Bahn werfen.

Doch nicht immer läuft es so harmonisch ab. Übermäßige Emotionen brauchen übermäßig Energie von dem einen oder anderen Element. Mangelhafte und unpassende Ernährung über einen langen Zeitraum hinweg zehrt an uns. Der Energiekreislauf der Elemente ist gestört. Kann er über Nacht nicht mehr optimiert werden, dann beginnt folgende Veränderung: **Unsere Gesundheit leidet.**

Am einfachsten pflegen wir unsere "Elemente", indem wir uns bewusst ernähren. Die TCM-Ernährung (oder auch die "Ernährung nach den 5 Elementen") bietet zahlreiche Anregungen umzusteigen.

Zusätzlich achten wir darauf, dass wir nicht zu lange in einer bestimmten Emotion feststecken. Wir machen uns negative Betrachtungsweisen und negative Denkweisen bewusst und verändern diese langsam.

Dabei helfen uns unterschiedliche Formen der Arbeit mit dem Qi, z. B. Qi Gong, Tai Chi, Shiatsu, Tuina oder Meridian-Dehnungsübungen bzw. Akupressur und Akupunktur. Spaziergänge und Aufenthalte in der Natur - Wind und Wetter entsprechend gekleidet - stärken unsere Verbindung zur Erde (und Mutter Natur), füllen unsere Energiespeicher an Luft-Qi (Sauerstoff) und festigen unser Erdelement.

Die Verbindung Mensch und Natur

Ganz zuletzt im Buch "Das heilende Tao" (siehe **Literaturliste**) schreibt Achim Eckert über unsere Lebensweise, mit der wir nicht nur unserer eigenen Gesundheit, sondern auch unserer Erde schaden.

Seine Gedanken möchte ich Ihnen auf den Weg geben, denn sie drücken aus, was ich schon lange fühle: "So wie Menschen in der westlichen Welt mit ihrem Körper umgehen, geht die Menschheit als Ganzes mit unserer Erde um. Viele Menschen im Westen wissen nicht mehr, wie es sich anfühlt, im Körper zu sein, der Körper zu sein. Sie wissen nicht mehr, wie es ist, die Welt mit unzensierten Sinnen wahrzunehmen. Sie haben einen Körper, sie sind nicht der Körper. Sie verwechseln das Nachdenken über die Lebensprozesse - Wissenschaft und Bildung - mit den Lebensprozessen selbst.

Ebenso wie die westliche Medizin den Zivilisationskrankheiten und chronischen Zivilisationskrankheiten und chronischen Selbstzerstörungsprozessen weitgehend hilflos gegenübersteht, zeigt sich große innere Ratlosigkeit und Entscheidungsschwäche, wenn es darum geht, das Waldsterben aufzuhalten oder die Atemluft in den Ballungszentren wieder genießbar zu machen.

Unsere Gesellschaft steht Krebs, AIDS, Arteriosklerose, Diabetes, Polyarthritis, Allergien und den immer häufiger werdenden Hauterkrankungen ähnlich machtlos gegenüber wie der schleichenden Zerstörung der Flüsse und Wälder und des Bodens durch chemische Produkte, Schwermetalle und Radioaktivität. Wir sind nicht bei Sinnen, sonst würden wir längst revoltieren.

Es wird wieder wichtiger, Vertrauen zu gewinnen, wieder vertraut zu werden mit den Naturkräften, wieder vertraut zu werden im Umgang mit sich selbst und den anderen. Aus der Angst heraus kann man keinen Krebs besiegen. Es wird wieder wichtiger, uns mit den Grundbedürfnissen unseres Körpers wie unserer Seele zu beschäftigen, um eine Rückbestimmung auf Wesentliches zu ermöglichen."

Notizen:

....

....

....

....

....

....

....

....

Yin und Yang in der Praxis

Mit kleinem Selbst-Test

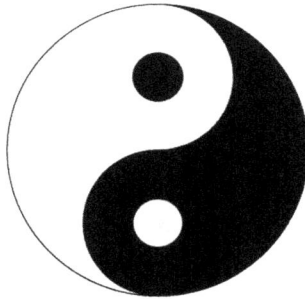

Das kreisrunde Zeichen mit der halben schwarzen (dunklen) und der halben weißen (hellen) Kreisfläche kennen viele. Aber was bedeutet es genau?

Das Zeichen ist ein Symbol des immerwährenden Kreislaufes der Natur. Auf den Tag (hell) folgt die Nacht (dunkel). Auf die warme Jahreszeit (hell) folgt die Kalte (dunkel). Auf den Sommer folgt der Herbst und dann der Winter.

Jeder "Halbkreis" hat einen schmalen Teil und einen breiten. Damit wird bildlich ausgedrückt, dass sich die eine Eigenschaft ausdehnt, während sich die andere zurückzieht. Zum Beispiel die Dämmerung am Morgen und am Abend.

Sehen Sie sich das Zeichen von der Stelle an, an der Sie sitzen und das Buch halten. Drehen Sie jetzt langsam das Buch im Uhrzeigersinn um die eigene Achse. Dort wo Sie stehen, verändert sich das Zeichen stetig. Der dunkle Teil wird kleiner, langsam dehnt sich der helle Kreis aus: Der Winter geht seinem Ende zu, die Mittagssonne ist schon schön warm. Nun übernimmt der weiße Teil fast die ganze Fläche - es ist Sommer geworden, doch etwas Schwarz ist noch da, denn die Nächte sind kühl ...

Und selbst während eine Eigenschaft vorherrscht, ist die andere nicht ganz verschwunden. Sie hat sich nur in einen "Keim" zurückgezogen. Um das zu verbildlichen, ist ein kleiner schwarzer Punkt im weißen Teil und ein weißer Punkt im schwarzen Teil. Als Beispiel könnte man den Winter nehmen: Obwohl alles scheinbar erstarrt und leblos ist, sammelt der Keim in den Pflanzen Kraft und wartet auf ein nächstes Aufblühen.

Und praktisch?

Die Taoisten haben herausgefunden, dass sich dieses Yin-Yang-"System" auf die Betrachtung alle Lebensbereiche und somit auf alle Abläufe der Natur anwenden lässt. Auf den Winter folgt der Sommer, auf den wieder ein Winter folgt.

Oder: Auf eine Projekt-Vorbereitungsphase und das Projekt selbst folgen die Nacharbeit und das Ende. Auf eine stressige Phase folgt (sollte) eine Entspannungsphase folgen. Auf die Tagesarbeit folgt (sollte folgen!) Schlaf.

Die beiden Hälften Yin und Yang des Kreises könnte man auch mit einer Waage vergleichen. Wenn wir unser Leben im Gleichgewicht halten möchten, dann trachten wir danach, beide Waagschalen gleich zu füllen. Es ist ungünstig, ständig nur die eine Waagschale (z. B. viel Arbeit, wenig Ruhezeit) zu belasten.

In Bezug auf die Ernährung gilt dasselbe Prinzip. Es ist ungünstig für den Organismus, wenn man immer nur kalte Speisen zu sich nimmt oder nur scharfe oder nur süße. Es empfiehlt sich, bei jeder Mahlzeit einen Ausgleich zu schaffen.

Was ist Yin und was Yang?

Ideal für Ihr Leben ist, wenn sich alles in der Waage hält. Bewegung und Ruhe, kühle (rohe) Nahrung und wärmende, aber auch ein gesundes "Gemisch" aus allem. Das heißt, jeder Mensch ist aufgerufen auf folgender Checkliste (oder auch einer eigenen) seinen persönlichen Yin und Yang- Haushalt pro Tag zu betrachten und für Yin oder Yang jeweils ein "Stricherl" zu machen.

Sie sehen dann sofort, ob Sie ausgeglichen leben oder ob Sie eher Yin- bzw. Yang-lastig sind. So können Sie Änderungen vornehmen und die "Waage" wieder ins Gleichgewicht bringen.

Checkliste für Sie - machen Sie Ihren eigenen Yin-Yang Test:

Für "Yin" und "Yang" gibt es viele Gegensätze. Nicht nur Winter - Sommer, auch kalt - warm, Frau - Mann, etc.

Das System Yin und Yang bietet uns aber eine praktische Arbeits- methode in Sache gesünderer Lebensführung. Dazu habe ich Ihnen einen einfachen Test kreiert. Zugegeben, dieser Test ist sehr vereinfacht, er soll Ihnen auch nur eine Vorstellung davon geben, was Sie persönlich alles für Ihre Gesundheit tun können, wenn Sie das folgende simple Prinzip anwenden.

Machen Sie also neben die Eigenschaft, die für Sie zurzeit zutrifft, ein Hakerl. Sind Sie also eine Frau, dann machen Sie im " Trifft-zu-Kästchen" neben Frau ein Hakerl. Ist jetzt, wo Sie den Test machen gerade Frühling, dann machen Sie im "Trifft-zu-Kästchen" neben Frühling/Sommer ein Hakerl. So gehen Sie die Tabelle durch.

Am Ende zählen Sie dann die Hakerl aus dem Yin-Bereich zusammen und dann die aus dem Yang-Bereich. Halten sich die Hakerl in der Waage? Super!!

Haben Sie im Yin mehr Hakerl? Dann haben Sie die Waage in Richtung "Yin" zu stark belastet. Müdigkeit, Antriebslosigkeit, Energiemangel, Konzentrations-schwierigkeiten, Probleme mit Ihrem Gewicht und dergleichen können die Folge sein.

Nun können Sie Veränderungen in den Bereichen vornehmen, in denen es sich für Sie am besten machen lässt. Auf diese Art und Weise gelingt es Ihnen, Ihre persönliche "Yin und Yang"-Waage ins Gleichgewicht zu bringen!

Notizen:

....

....

....

....

....

....

....

....

....

....

Yin-Yang Test - Teil 1:

Yin	Trifft zu	Yang	Trifft zu
Ich bin eine Frau		Ich bin ein Mann	
Jetzt ist Herbst/Winter		Jetzt ist Frühling/Sommer	
Ich habe eine sitzende Beschäftigung		Ich habe eine bewegte Beschäftigung/Sport	
Ich esse kein Fleisch		Ich esse Fleisch	
Ich fühle mich eher immer kühl/mir ist eher immer kalt, meine Hände und Füße sind oft kalt		Ich fühle mich eher immer zu warm/mir ist immer heiß, meine Hände und Füße sind immer schön angenehm warm	
Ich esse viel rohes Gemüse und Obst		Ich esse viel gekochtes Gemüse und Obst	
Ich esse viele kalte Mahlzeiten		Ich esse viele warme Mahlzeiten	
Ich esse viele Milchprodukte		Ich esse keine Milchprodukte	
Ich esse Südfrüchte		Ich esse keine Südfrüchte	
Ich esse gerne viel Süßes		Ich esse nur wenig Süßes	
SUMME		SUMME	

Mein Tipp:
Weitere Tabellenblätter zum Ausfüllen können Sie auf meiner
Webseite downloaden: www.laspas.at/buch/tabelle1.pdf

Yin-Yang Test - Teil 2

Belehren ohne Worte,
Vollbringen, ohne zu handeln:
So gehen die Meister vor.
Lao-Tse

Wenn Sie ganz neugierig sind, dann können Sie folgenden Test täglich eine Zeit lang machen und so Ihre Ausgeglichenheit in Bezug auf "Yin und Yang" kontrollieren:

Yin	Trifft zu	Yang	Trifft zu
Ich bin eine Frau		Ich bin ein Mann	
Jetzt ist Herbst/Winter		Jetzt ist Frühling/Sommer	
Frühstück:			
Kaffee		Kein Kaffee	
Grüner/Schwarztee		Fencheltee	
Brot/Semmel mit Wurst/Marmelade oder süßes Gebäck		Gekochtes Müsli/Haferbrei /Suppe	
Fahre mit dem Auto/öffentlich in die Arbeit		Fahre mit dem Fahrrad/gehe zu Fuß in die Arbeit	
Ich habe eine sitzende Beschäftigung		Ich habe eine bewegte Beschäftigung/Sport	
Zwischenmahlzeit			
Kaffee		Kein Kaffee	
Grüner/Schwarztee		Fencheltee	
Brotweckerl mit diversen Auflagen oder süßes Gebäck		Gekochte Zwischenmahlzeit z. B. mitgebrachten Auflauf, etc.	
Yoghurt		Kein Yoghurt	
Rohes Obst oder Süßfrüchte		Kein rohes Obst oder Kompott	

Yin	Trifft zu	Yang	Trifft zu
Zwischenmahlzeit			
Kaffee		Kein Kaffee	
Grüner/Schwarztee		Fencheltee	
Brotweckerl mit diversen Auflagen oder süßes Gebäck (Torte, Kuchen, etc)		Gekochte Zwischenmahlzeit z. B. mitgebrachten Reis-Auflauf, etc.	
Yoghurt		Kein Yoghurt	
Rohes Obst oder Süßfrüchte		Kein rohes Obst oder Kompott	
Schokolade		Nüsse	
Fahre mit dem Auto/öffentlich nach Hause		Fahre mit dem Fahrrad/gehe zu Fuß nach Hause	
Ich bleibe zu Hause		Ich mache noch Sport	
Abendessen			
Salat aus rohem Gemüse		Gemüseteller aus Gekochtem oder gedünstetem Gemüse, Fleisch, Fisch	
Keine Suppe		Suppe	
Rohes Obst oder Süßfrüchte		Kein rohes Obst oder Kompott	
Brotweckerl mit diversen Auflagen oder süßes Gebäck		Gekochte Zwischenmahlzeit z. B. mitgebrachten Auflauf, etc.	
Schokolade, Kekse		Warme, gekochte Nachspeise	
Ich setze mich vor den Fernseher/PC		Ich gehe noch spazieren	
SUMME		SUMME	

Auflösung:

Yin und Yang ausgeglichen:
Haben Sie in beiden Bereichen annähernd gleich viele Hakerl? Dann gratuliere ich Ihnen zu Ihrer gesunden Lebensführung! Nur weiter so!

Mehr Yin:
Wenn Sie bei "Yin" mehr Hakerl haben und sich einwandfrei fühlen, dann gratuliere ich Ihnen, Sie sind in Besitz einer wahren Rossnatur - oder sind noch sehr jung.

Fühlen Sie sich eher energielos, müde, sind öfter verkühlt, haben Probleme mit Ihrem Gewicht, Ihrem Blutdruck oder treffen einige der Themenbereiche dieses Buches auf Sie zu, dann können Sie Veränderungen herbeiführen, indem Sie Ihre Nahrungsaufnahme von Yin ins Yang verschieben, beziehungsweise auch in Bezug auf Bewegung Maßnahmen ergreifen.

Für Sie interessant könnten unter anderem folgende Kapitel dieses Buches sein: Abnehmen, Erkältung, Verdauungsfeuer, Menstruationsprobleme, Basisernährung, warmes Frühstück

Mehr Yang:
Haben Sie bei "Yang" mehr Hakerl und fühlen sich wohl, dann gratuliere ich auch Ihnen zu Ihrer Rossnatur. Fühlen Sie sich nicht so gut, können Sie Veränderungen herbeiführen, indem Sie Ihre Nahrungsaufnahme von Yang ins Yin verschieben, beziehungsweise auch in Bezug auf Bewegung/Stress (mehr Ruhephasen) Maßnahmen ergreifen.

Ein eindeutiger Überschuss an Yang kommt in unserem Kulturkreis sehr selten vor, typische Beispiele sind pubertierende Menschen, Menschen nach einem Sonnenstich, direkt nach einem zu langen Saunabesuch, Dachdecker im Sommer oder dergleichen.

Mein Tipp:
Machen Sie den Text einmal pro Jahreszeit! Erkennen Sie aber: Wenn hie und da ein Ungleichgewicht herrscht, ist das nicht so tragisch, wie wenn es generell d.h. über Jahre herrscht!

Biegsamkeit und Nachgiebigkeit
sind die Verwalter des Lebens,
Härte und Stärke sind
die Soldaten des Todes.
Lao-Tse

Auch Gefühle sind Energie

Angst, Trauer, Kummer, Sorgen, Freude und Liebe - ein buntes Kaleidoskop an Gefühlen, das uns Menschen zur Verfügung steht. Keines der Gefühle ist "schlecht" oder "gut" - jedes möchte uns ein Wegweiser für unsere Entscheidungen sein. Ob im Berufs- oder Privatleben, Menschen, die mit ihren Gefühlen auf "du und du" stehen, haben einfach mehr Erfolg.

Vielleicht gelingt es auch Ihnen, Ihre Gefühle als ein Geschenk anzunehmen und sich zu freuen, auch wenn es manchmal schmerzhaft sein mag. Gefühle zu spüren bedeutet lebendig zu sein.

Was Gefühle für uns sind

Gefühle sind ein Wegweiser im Dschungel des Alltages, sie zeigen uns, ob eine Situation gut oder schlecht für uns ist. Gefühle sind unsere "innere Stimme", die uns zu einer Sache zu- oder abrät. Sie zu überhören oder zu missachten könnte Leid (Probleme, so genannte "Prüfungen") mit sich bringen. Durch diese Probleme sollen wir lernen, mehr auf unsere Gefühle zu vertrauen.

Man könnte auch sagen, unsere Seele (oder das Tao) spricht durch die Gefühle mit uns. Es möchte nicht stillstehen und immer dieselben Probleme erleben, denn Stillstand bedeutet Tod, Nicht-sein. Das Tao hier auf der Erde fließt und erneuert sich ständig. Es fühlt sich gut an, wenn wir mit ihm fließen. Fühlen - lernen - uns verändern - glücklich sein.

Gefühle sind Yin

Sich seiner Gefühle bewusst zu sein, ja, Gefühle zu kommunizieren und zu zeigen, bedeutet Mut zu haben. Mut seine emotionale (Yin) weibliche Seite zu leben. Jeder von uns, ob Mann oder Frau, hat eine weibliche (Yin) und eine männliche Seite (Yang). Männer sind im Äußeren Yang und im Inneren Yin, bei Frauen ist es umgekehrt. Auch das ist weder gut noch schlecht, es ist ebenso.

Es erklärt aber auch, dass wir Frauen unsere Gefühle eher "auf der Zunge" tragen. Weil wir im Außen Yin sind, erleben wir die Gefühle näher an der Oberfläche.

Bei Männern liegt es anders. Männer fühlen im Inneren, wo sie Yin sind. Damit sie die Gefühle äußern können, müssen sie sich öffnen, das Innerste nach Außen kehren. Zusätzlich belastet durch jahrhundertealte

Prägungen, dass "ein Indianer keinen Schmerz kenne". Männer tun sich schwerer ihre Gefühle "auf der Zunge zu tragen", wie wir Frauen es tun.

Daraus ergeben sich all die bekannten und unbekannten Schwierigkeiten in Paar- aber auch Arbeitsbeziehungen. Es ist wirklich ratsam Mut zu fassen, seine Verletzlichkeit zu zeigen und in Gefühlen miteinander zu sprechen - wie zahlreiche Ratgeber im Konfliktmanagement raten: "Ich fühle mich ..., wenn du ... sagst." Denn letztendlich bedeutet es stark zu sein.

Gefühle sind Chancen für ein glückliches Leben

Hier auf der Erde haben wir die Chance, die gesamte Palette an Gefühlen zu leben. Nur das Übermaß, also in einem Gefühl hängen zu bleiben, nur dieser Zustand schädigt unseren Körper.

Lesen Sie nun mehr über die einzelnen Gefühle in den Kapiteln: **Angst**, **Freude**, **Trauer**, **Wut** und **Stress**.

Mein Tipp:
Achten Sie ab jetzt mehr auf Gefühle, die Sie in unterschiedlichen Situationen wahrnehmen. Machen Sie sich geistige Notizen, wenn Sie sich gegen Ihre Gefühle und für Ihre geistigen Argumente entscheiden. Notieren Sie sich auch, wie sich diese Situationen entwickelt haben. Sprechen Sie Ihre Gefühle aus, sagen Sie, wie Sie sich fühlen, überraschen Sie Ihren Partner oder Ihre Partnerin, Ihre Kollegln oder Ihren Chef damit. Nur so gelingt es, Ihren Gefühlen vertrauen zu lernen. Das Leben wird ungleich bunter. Zuerst vielleicht heftiger, lebendiger, letztendlich aber dann glücklicher und harmonischer.
Lesen Sie nun mehr über die einzelnen Gefühle in den Kapiteln: *Angst*, *Freude*, *Trauer*, *Wut* und *Stress*.

Wenn Du deprimiert bist,
lebst Du in der Vergangenheit.
Wenn Du ängstlich bist,
lebst Du in der Zukunft.
Bist Du in Frieden mit Dir,
dann lebst Du in der Gegenwart.
Lao-Tse

Unser Verdauungsfeuer und seine Aufgaben

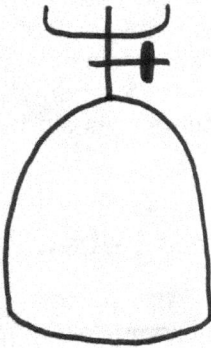

Unser Lebens-Qi wird nach der TCM in den Nieren gespeichert. Es ist eine unsichtbare Energie - ähnlich dem Gas in einer Gasflasche zum Campen.

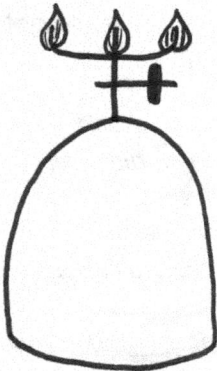

Drehen wir nun unseren Gaskocher auf, entzünden wir das Feuer. Die Flammen setze ich gleich mit unserem Verdauungsfeuer im Körper. Hauptsächlich Milz und Bauchspeicheldrüse, aber auch Dünndarm und Dickdarm.

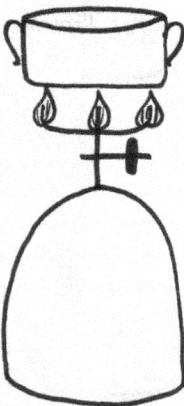

Dann setzen wir den Topf aufs Feuer - der Topf entspricht unserem Magen.

Wenn Sie Kaltes in den Topf füllen, dann brauchen Sie mehr Gas (das in unserem Fall Lebensenergie aus der Niere ist), um das Kalte zu erwärmen. Eine physikalische Tatsache

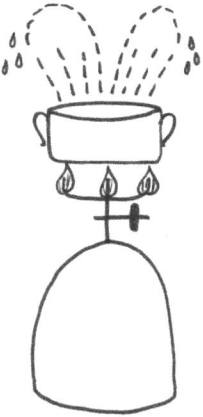

Die Flammen "verdampfen" die Nahrung, im Idealfall entsteht über dem Topf ganz feiner Wasserdampf. Dieser feine Wasserdampf wird vom Körper unter anderem dazu gebraucht, um die Schleimhäute feucht zu halten, die Haut zu befeuchten und die Grundlage für die Blutherstellung zu bilden.

Diese Funktion übernimmt nach der TCM die Milz. Magen und Milz zusammen werden nach der TCM auch "Mitte" genannt. "Mitte", weil die wichtigsten Organe (nämlich die der Nahrungsaufnahme und -verwertung) in unserer Körpermitte liegen, weil die "Mitte" ehemalig auch dem "**Erdelement**" entsprach, der Jahreszeit der Ernte, um die sich die Tätigkeiten der anderen Jahreszeiten drehten. Und auch weil es uns in unsere "Mitte" bringt, wenn der Bauch warm und genährt ist.

Brennt das Feuer aber nicht gut (d. h., "das Verdauungsfeuer ist kalt"), dann entsteht Wasserdampf, der große enthält. Dazu stellen Sie sich bitte einen Parfumzerstäuber vor. Wenn Sie ihn neu kaufen, kommt ganz feiner Nebel heraus.

Ist der Zerstäuber schon älter, verklebt er sich manchmal, hie und da gibt es große Tropfen, die auf unserer Kleidung Flecken hinterlassen.

Zurück zum Körper: Die "großen Tropfen" hinterlassen in unserem Körper zwar keine Flecken, belasten ihn aber auf andere Art. Sie müssen über die Verdauungsorgane ausgeschieden werden.

In erster Linie sind das Harnblase (a), Darm- je heller und reichlicher der Urin, je feuchter der Stuhl (b), desto mehr an überflüssiger Feuchtigkeit befand sich im Körper.

Diese Verringerung der Feuchtigkeit klappt lange Zeit sehr gut. Kommt aber (durch falsche Ernährung, kaltes Verdauungsfeuer oder Klima) ständig zu viel Feuchtigkeit nach, hat der Körper noch eine andere offensichtliche Option - die Nase (c). Auch hier kann überschüssige Feuchtigkeit abrinnen.

wird ausgeschieden
c) rinnende Nase

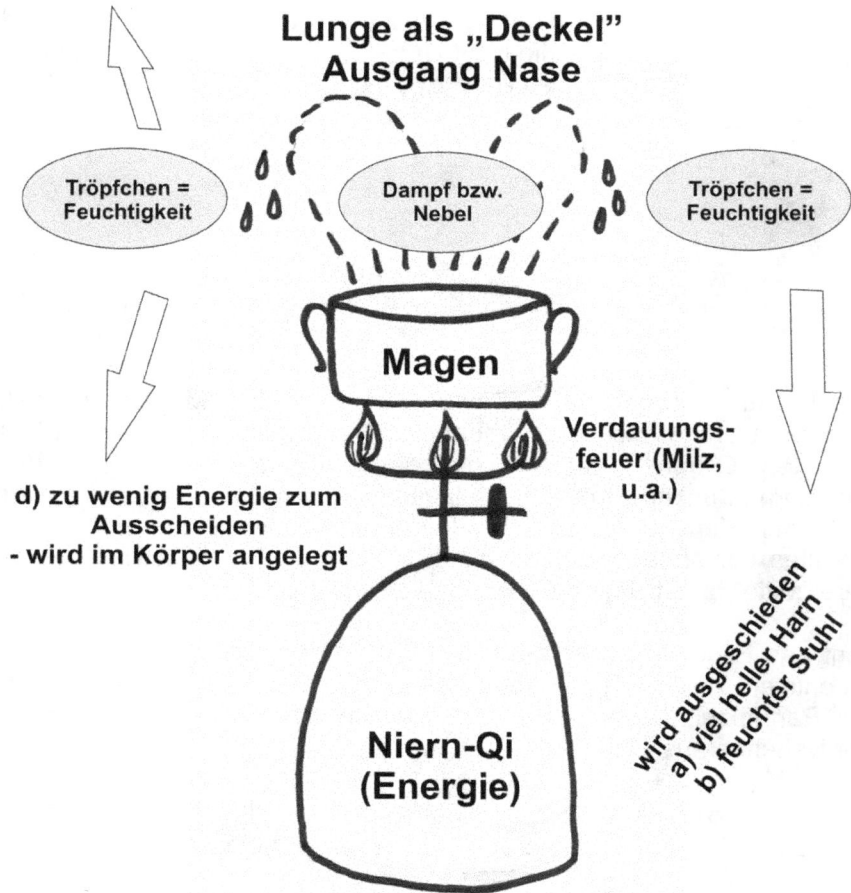

Lunge als „Deckel"
Ausgang Nase

Tröpfchen =
Feuchtigkeit

Dampf bzw.
Nebel

Tröpfchen =
Feuchtigkeit

Magen

Verdauungs-
feuer (Milz,
u.a.)

**d) zu wenig Energie zum
Ausscheiden
- wird im Körper angelegt**

**Niern-Qi
(Energie)**

wird ausgeschieden
a) viel heller Harn
b) feuchter Stuhl

Kommt aber dann immer noch Feuchtigkeit nach und hört das über Jahre nie auf, kostet das Ausscheiden der Flüssigkeit mehr Energie, als dem Organismus zur Verfügung steht.

Stattdessen "komprimiert" er sie, er kocht "Schleim" (d), entwickelt Ablagerungen, die wir Cellulite und Übergewicht nennen. Aber auch Myome, Steine und Krebszellen können als komprimierte "Schleim-päckchen" aufgefasst werden.

Solche komprimierten Päckchen aufzulösen, dauert längere Zeit. Immerhin haben wir sie ja auch nicht in wenigen Monaten angesammelt. Was Jahre dauert, um zu entstehen, kann kaum in einigen Monaten "weggezaubert" werden. Die Milz wird an Arbeit überbelastet und mit der Zeit energielos und "kalt".

Crashkuren zum Abnehmen tun Folgendes: Sie zwingen den Körper aus den komprimierten Schleimpäckchen noch mehr Wasser zu pressen und kühlen gleichzeitig die Milz noch mehr aus - natürlich nimmt man ab, aber die Päckchen werden härter und härter. Ist die Kur vorbei - zieht der Körper in panischer Hast wieder Wasser dorthin, wo es vorher schon war und wo die neuen Päckchen entstanden sind ... der bekannte Jojo-Effekt.

Noch ein Effekt, der erst nach Jahren sichtbar wird

Wenn aber auf der einen Seite die "großen Tröpfchen" immer mehr werden, wird auf der anderen Seite der feine Nebel, der für die Blutproduktion so wichtig ist, immer weniger. Obwohl wir immer "feuchter" und schwerer werden, trocknen wir innerlich (Blut und Säfte) langsam aus. Das bemerken wir vielleicht an trockener Haut, Hitzewallungen, Wärmegefühlen am Nachmittag oder Abend, Menstruationsproblemen, Zungenbrennen, erhöhtem Blutdruck, trockenem Auge, trockenen Schleimhäuten oder brüchigen Nägeln und vielem anderem.

Der Ausweg aus diesem Dilemma ist, Feuchtigkeitsmacher zu vermeiden und die Energie der Milz durch warme, gekochte Nahrung und andere Therapien wieder anzukurbeln. Über den Kreislauf der fünf Elemente kann sich der Körper selber wieder mit der Zeit ins Lot bringen.

Welche Nahrungsmittel machen Feuchtigkeit?

Viele Nahrungsmittelarten machen Feuchtigkeit. Feuchtigkeit ist ja auch wichtig, wie Sie weiter oben gelesen haben. Ein Zuviel davon ist, was uns Sorgen macht.

Die folgende Liste ist daher auch nach diesem Prinzip zu handhaben. Ein "Zuviel" davon an einem Tag ist zu vermeiden.

Feuchtigkeit macht bzw. hält im Körper:
- Süßes
- Fettes
- Salziges
- Saures
- Kaltes und rohes Obst, Gemüse und Südfrüchte
- Milch- und Milchprodukte

Kombinationen aus obig Genanntem, zum Beispiel:
- Faschingskrapfen - süß und fett
- Milch - kalt und fett

- Kartoffelchips - salzig und fett
- Eiscreme - kalt und fett
- Fruchtjoghurt - kalt, süß und sauer
- Übermaß an rohem Obst - süß, sauer und kalt

*(Mehr zum Thema "Abnehmen" lesen Sie bitte im Kapitel **Abnehmen mit der TCM")**.*

Notizen:

....

....

....

....

....

....

....

....

....

....

....

....

....

....

....

Basisernährung und Lebensphilosophie

1. Gesunde Nahrungsaufnahme
2. Trinken
3. Nahrungsmittelpyramide nach der TCM
4. Qualität der Nahrung
5. Kochmethoden
6. Geschmacksrichtungen
7. Ernährung nach den Jahreszeiten
8. Ernährung nach den Tageszeiten

Nun möchte ich Ihnen die philosophischen und diätetischen Empfehlungen der TCM- Ernährung näherbringen. Bitte denken Sie dabei, dass eine Umstellung auf die neue Ernährung nur langsam vor sich gehen darf, damit sie auch längerfristig bleibt. Jedes Ihrer Familienmitglieder hat einen unterschiedlichen Anpassungsrhythmus, und zusätzlich ist mit dem Thema "Essen" auch eine Menge an Emotionen verbunden.

Niemals sollte ein Familienmitglied das Gefühl haben, etwas sei nun "verboten". Das erzeugt Druck und bringt alle guten Vorsätze leicht zum Scheitern.

Die TCM-(Basis)Ernährung passt sich an die Tages- und Jahreszeit an, wählt bewusst die Zubereitungsmethode und empfiehlt auch ein gesundes "Essverhalten" - also eine Tischkultur, die der Aufnahme des (Ess-)Qi's förderlich ist. Natürlich wird auch auf die unterschiedlichen Lebensphasen eingegangen, also Ernährung für Kinder, Schwangere, ältere Menschen und so weiter. Es ist ein sehr komplexes Thema, eine Umstellung darf ruhig ein Jahr oder länger dauern.

Mein Tipp:
Beobachten Sie Ihr Essverhalten einmal ganz wertfrei. Versuchen Sie dann –
Schritt für Schritt – zu einem idealen Essverhalten zu gelangen. (Rückfälle sind
völlig normal, bitte nicht aus dem Konzept bringen lassen!)

1) Gesunde Nahrungsaufnahme:

Abgesehen von der Zusammensetzung der Mahlzeiten kommt es beim Essen auch sehr auf die innere Einstellung zum Essen an. Ideal ist, mit Lust und Freude seine Mahlzeit einzunehmen, dabei keinen Zeitdruck zu haben und keine "Nebenbeschäftigung" wie Lesen oder Fernsehen zu betreiben. Förderlich ist, nur zu essen, das heißt, wirklich ganz "bei der Sache" zu sein und Bissen um Bissen zu genießen.

In netter, lustiger Runde speist es sich viel besser - das kennen Sie aus eigener Erfahrung - chinesisch gesehen kann das Qi aus der Nahrung dabei besonders gut im Körper aufgenommen werden, weil der Magen entspannt ist.

Heftige Diskussionen oder Streitereien der Kinder führen dazu, dass sich das Magen-Qi "verknotet" - auch das kennen Sie sicherlich aus eigener Erfahrung (etwas hat mir auf den Magen geschlagen) - daraus resultieren Appetitlosigkeit, Völlegefühl, Aufstoßen, Blähungen oder gar Magenschmerzen. Dauerhafte emotionale Belastungen von Magen und seiner Schwester Milz können dann zu Ess- und Verdauungsstörungen und auch zu Übergewicht führen.

Gut kauen!

Hastig geschlucktes Essen erfreut unseren Magen schon allein daher nicht, weil er ja keine Zähne hat, um zu kauen ;-).

Wie oft Sie einen Bissen kauen sollen? Die TCM-Ernährung, die sehr auf Individualität achtet, schlägt nur ungefähr vor: 10 - 15 Mal. Jedenfalls sollte aus dem Bissen im Mund ein echter Brei entstanden sein.

Aber um überhaupt ausreichend kauen zu können, darf ein Bissen auch nicht zu groß sein!

"Den Teller aufessen!"
Abgesehen davon, dass der Teller sowieso nicht gut schmeckt *gg*, ist dieses Relikt aus den Kriegstagen, wo man nie wusste, wann man wieder etwas zu essen bekam, leider immer noch viel zu oft zu beobachten. Sind wir von der Nachkriegsgeneration aufgezogen worden, dann liegt uns dieses "Aufessen" dermaßen im Blut, dass es wirklich sehr schwer ist, auf dem Teller den letzten Bissen liegen zu lassen, nur weil wir satt sind.

Doch auch hier gelingt es, mit Geduld die alten, antrainierten Essmuster zu überwinden.

Wenn Sie ausreichend kauen, werden Sie nach ca. 20 Minuten ein Sättigungsgefühl spüren. Und dann dürften Sie aufhören ;-). Wer zu viel erwischt hat, bemerkt ein belastendes Gefühl, Völlegefühl oder gar Schläfrigkeit. Alles Qi und Blut aus dem Körper wird zu Verdauung herangezogen, langfristig überlasten wir dadurch den Verdauungsapparat und fördern Feuchtigkeit und Schleimbildung.

(Siehe Kapitel "**Abnehmen**", "Das **Verdauungsfeuer**")

2) Trinken:

Ideal ist es, letztmalig eine halbe Stunde vor oder dann erst wieder eine halbe Stunde nach dem Essen Wasser zu trinken. Getränke während des Essens sollten gemieden werden, da sie "die Verdauungssäfte" verdünnen und das Magen-Qi schwächen.

Da der Mensch zu einem Großteil aus Wasser besteht, ist das ideale Getränk für den Menschen Wasser, am besten aus der Leitung oder einer Quelle - Mineralwasser wirkt durch die Mineralstoffe im Körper abkühlend.

Fruchtsäfte sind wie frisches Obst anzusehen, sie sind meist kalt und dadurch gerät das Qi und damit das Verdauungsfeuer ins Stocken.

Denken Sie daran, wie gut eiskalte Finger im Winter zu greifen vermögen!

Wirklich Durst löschen sie auch nicht. Im Gegenteil, man bekommt noch mehr Durst.

Übermäßiges Trinken wird als energieraubend angesehen. Man kann sich also durch übermäßigen Wasserkonsum auch schaden. Wer sich nach der TCM ernährt, der wird feststellen, dass er weniger Wasser trinken will als vorher.

Das liegt zum Einen daran, dass gekochtes Getreide und Gemüse viel Wasser in den Körper transportieren; zum Anderen, dass wir immer weniger denaturierte Nahrung zu uns nehmen und daher auch weniger Gifte ausscheiden müssen.

Wer viele Brotmahlzeiten isst, der muss auch viel trinken, um keinen "heißen Magen" (Sodbrennen, Reflux, Gastritis ...) zu bekommen, denn Brot hat einen eher austrocknenden Effekt auf unseren Magen.

Wer mehr Getreide statt Brot isst, wird langfristig auch weniger trinken wollen.

3) Nahrungsmittelpyramide nach der TCM:

Angepasst an die westlichen Ernährungsempfehlungen gibt es auch bei der TCM Empfehlungen. Unterschiedliche Quellen liefern unterschiedliche Angaben.

Variante A):

- bis zu 80% an Getreide
- bis zu 40% gekochtes Gemüse
- bis zu 5% gekochtes Fleisch
- und bis zu 5% Rohkost, Salate und Obst
- zu sich nehmen.

Varinate B:
- bis zu 80% an Getreide
- Hülsenfrüchte, Samen und Nüsse: bis 8%
- Gemüse: bis 5%
- Früchte: bis 4%
- Rest: 3%

Doch es gibt auch Menschen, die mehr Eiweiß (Fleisch, Fisch, Linsen, Topfen...) brauchen. Sie sehen, es gibt keine allgemeingültige Empfehlung für alle. Und das ist gut so, denn wir sind alle unterschiedlich und brauchen eine individuelle Zusammensetzung der Nahrung.

Spannend ist zu lernen, wieder auf seinen Körper zu hören und herauszufinden, was einem persönlich gut tut.

4) Qualität der Nahrung:

In der chinesischen Medizin dreht sich alles um das Qi. So gibt es doch keine Inhaltsstoffe wie bei uns (Vitamine, Mineralstoffe ...), mit denen man künstlich hergestellte Nahrung angeblich "gesund" machen kann. Künstlich hergestellte Nahrung besitzt wenig Qi, vieles davon braucht sogar noch Qi von unserer Reserve, damit es überhaupt den Körper wieder verlassen kann.

Viele Chemikalien (Konservierungsstoffe, Farbstoffe, Geschmacksverstärker...) verändern das Qi, so dass manche Speise Qi-los ist. Aber nicht nur das, jeder künstliche zugeführte chemische Stoff muss über unsere Leber entsorgt werden. Viele können gar nicht mehr abgebaut, sondern nur gespeichert werden und verbleiben ein Leben lang in uns.

Zusätzlich mit anderen Umweltgiften, die wir unter anderem über das Atem-Qi aufnehmen, macht das eine ganze Menge an Belastung besonders für die Leber aus, die als das "Haupt-Entgiftungsorgan" gilt. Die Belastung über die Ernährung plus die emotionale Belastung (auf Vielen von uns liegt gewaltiger Druck) lassen den Qi-Fluss der Leber "verknoten". Es ist daher nicht verwunderlich, dass nahezu 90 % aller meiner ehemaligen KlientInnen unter anderem ein starkes Energie-ungleichgewicht im Holzelement (Leber, Galle) haben.

Achten Sie doch einmal ganz wertfrei auf die Inhaltsstoffe der Nahrungsmittel, die Sie an einem Tag zu sich nehmen. Gibt es da naturbelassene und unbehandelte Lebensmittel? Und in welchem Mengenverhältnis stehen diese zu den mit Zusatzstoffen versetzten?

Auch ein Joghurt, das 0 % Fett hat, ist kein naturbelassenes Joghurt mehr, es wurde entfettet, geschleudert. Margarine wird deftig mit Chemikalien behandelt, damit das Pflanzenfett weiß und streichbar wird.

Darf unser Brot noch eine Woche reifen, ehe es gebacken wird? Oder bekommt es Backtriebverstärker, damit es rascher gar wird, wird dann eingefroren und wieder aufgetaut?

Wichtig ist also das Qi, das in der Nahrung ist. Daher achten wir darauf, möglichst frische Ware zu kaufen und Speisen selber zuzubereiten, damit nur natürliche Inhaltsstoffe auf unsere Teller kommen. Wir vermeiden Denaturiertes, "Dosenfutter" und Tiefkühlnahrung, sowie Mikrowelle, denn all diese Speisen sind Qi-los, Qi-schwach und verbrauchen unser körper-eigenes Qi.

Menschen, die sich hauptsächlich von denaturierten Lebensmitteln ernähren, merken nach einigen Monaten einen schleichenden Energie-mangel, Müdigkeit, Antriebslosigkeit, Anfälligkeit zu Erkältungskrank-heiten bis hin zu Übergewicht und anderen Beschwerden.

Anders als die westliche Ernährung empfiehlt die TCM auch lang geköchelte Getreide oder Suppen. Denn nach Philosophie der Chinesischen Ernährung geht dann das Qi des Feuers in die Speise ein. Dabei wird eben nicht wild gekocht, sondern fein und mit kaum merklicher Temperatur "gesimmert". Eine solche Zubereitung kennen viele von Ihnen als "Omamas Hendlsuppe", die wir nach einer Krankheit serviert bekom-men haben. Auch ein "echtes Wiener Gulasch" hat eine Kochzeit von 7 Stunden, bis es wirklich gut ist.

Ich will damit eigentlich nur ausdrücken, dass wir alle diese Kochtipps früher auch gekannt haben. Doch dieses Wissen weiser Frauen ging über gezielte Ausrottungen und Kriege bei uns verloren, so dass wir es jetzt aus einer Kultur importieren müssen, die ihr Wissen geschützt, gepflegt und durch Naturbeobachtungen und Probieren ständig vergrößert hat. Wichtig bei einem "Import" ist es, dass wir nicht zu dogmatisch sind. Man kann eine Kultur nicht nahtlos über eine andere stülpen.

Wenn in China Algen gekocht werden, dann heißt das nicht unbedingt, dass wir sie hier im Binnenland auch brauchen.

Alles in Maßen und so, dass es in unsere Lebensform passt.

Einige von Ihnen mögen sich nun fragen, ob in den lange gesimmerten Speisen überhaupt noch Inhaltsstoffe vorhanden sind. In den westlichen Ernährungsempfehlungen geht ja nichts über möglichst viele und rohe Gemüse- und Obstmahlzeiten.

Wichtig beim Köcheln ist, dass nie "gekocht" wird. Also die Speise soll nicht unter massiver Einwirkung von Hitze "zerkocht" werden, bis sie matschig, farb- und geschmacklos ist. Richtig "gesimmert" ist, wenn das Gemüse noch leuchtend an Farbe, süßlich und typisch an Eigengeschmack ist, sowie leicht zu beißen.

In schräge Scheiben geschnittene Karotten sind nach ca. 40 Minuten Simmern auf mittlerer Stufe gar, schön orangerot, leicht süßlich und einfach zu verdauen.

Viele Menschen vertragen kein rohes Gemüse oder Obst mehr, sie sind verzweifelt, weil sie den westlichen Empfehlungen nicht mehr entsprechen können. Und erleichtert, wenn sie hören, dass es nicht immer roh sein muss, um trotzdem noch gesund zu sein.

Und das ist aus folgendem Grund so:
Ein kräftiges Verdauungsfeuer hat keine Probleme mit rohem Obst oder Gemüse. Beim Verdauungsvorgang wird das Rohe im Magen unter Zuhilfenahme vermehrter Lebensenergie "gargekocht" und einwandfrei verdaut.

Bei einem schwachen Verdauungsfeuer kann der rohe Speisebrei im Magen nicht ausreichend "gargekocht" werden, der Körper scheidet das rohe Gemüse langsam, aber unverdaut aus. Aus Grund der Energielosigkeit können auch nur wenig Inhaltsstoffe aufgenommen werden.

Ein Beispiel:
Bei einer rohen Karotte können Menschen mit schwachem Verdauungsfeuer nur minimal oder gar nichts an Inhaltsstoffen aufnehmen, ehe der Körper den Rest ausgeschieden hat (oftmals mittels **Durchfall**).
Eine gesimmerte Karotte mag vielleicht weniger an Inhaltsstoffen haben, Menschen mit schwachem Verdauungsfeuer können aber daraus sofort - und ohne die Karotte erst im Magen zu garen - nahezu alles davon verwerten.

Natürlich finden in Zeiten der Mehrfachbelastung wenige Menschen Zeit, frisch Eingekauftes gleich zu kochen und daraufhin zu verspeisen. Allein der Gedanke daran lässt viele Menschen schon die Haare zu Berge stehen.

Ich habe eine Methode entwickelt, wo immer selber Gekochtes bereit steht. Eine Methode, die nicht viel Zeit kostet – ja sogar ungeheuer viel Zeit spart und – sogar eine Menge Spaß machen kann.

Es ist das „Kochen auf Vorrat", haltbar gemacht in Einsiedegläsern (Honig-, Marmeladegläser, die man in fast jedem Haushalt findet), aufgewärmt im Wasserbad, in der Pfanne oder im Topf.

So kocht man je nach Wunsch und Fassungsvermögen an Töpfen, Soßen, Eintöpfe, Gemüse und Fleisch vor und bereitet sich seine eigenen „Gläsern", die – im Kühlschrank – viele Wochen halten.

Gemeinsam mit Partner oder Freundinnen kann man sich alle paar Wochen einen lustigen Tag machen, an dessen Ende jeder mit einer Menge „Frischgekochtem" nach Hause geht.

5) Kochmethoden:

Die chinesische Medizin empfiehlt, alle Nahrungsmittel durch eine Kochmethode "verdaulich zu machen". Z. B. rohes Getreide, in Form von Flocken oder Schrot belastet das Verdauungsfeuer stark. Da nützt es wenig, den Schrot über Nacht einzuweichen.

Rohes Gemüse oder Obst kühlt unser Verdauungsfeuer sehr stark aus und sollte - mit bestimmten Ausnahmen - in unserer Klimazone sparsam angewendet werden.

Jede Kochmethode bringt eine andere Temperatur in den Körper. "Gekochtes" ist zum Beispiel kühler als "Gegrilltes". So können wir durch die Form der Zubereitung noch zusätzlich die Speisen und deren Wirkung auf unseren Organismus beeinflussen.

Ist das Wetter kalt und nass, machen wir uns einen Auflauf im Backrohr, der dann heiß und leicht austrocknend wirkt.

Ist es draußen heiß, dann machen wir uns einen saftigen Eintopf aus Tomaten, Zucchini und Melanzani, den wir abkühlen lassen, ehe wir ihn essen - er wird uns Feuchtigkeit geben und unser Blut vor Austrocknung schützen, unser Verdauungsfeuer jedoch nicht zu stark abkühlen.

6) Geschmacksrichtungen:

In der chinesischen Medizin spielen die fünf Geschmacksrichtungen - sauer, bitter, süß, scharf und salzig - eine große Rolle. Abgesehen davon, dass die einzelnen Geschmacksrichtungen zu bestimmten "Organen" reisen, können die Geschmäcker auch bestimmte - positive wie negative - Zustände im Körper herstellen. Ähnlich einem Medikament, das in spezieller Dosis heilt, in Überdosis sich aber negativ auswirkt.
Z.B. lässt der süße Geschmack das Qi rasch regenerieren, wir bekommen wieder Schwung, ein Übermaß an süßem Geschmack lässt Feuchtigkeit entstehen, die das Qi blockiert, wir werden müde und antriebslos.

Wenn wir für eine Familie kochen, dann wissen wir nicht genau, welches Familienmitglied mehr süß, welches mehr sauer und so weiter möchte. Es hat sich daher als ideal erwiesen, dass wir die fünf Geschmacks-richtungen in Form von Beilagen auf den Tisch bringen. So kann sich dann jeder nehmen, wonach ihn heute gerade besonders gelüstet. Also zum Beispiel einen Getreide-Auflauf (süßlich, salzig), dazu eine scharfe Tomatensoße, einen sauren Salat, ein süßes Apfelkompott, bittere Oliven oder Löwenzahnsalat und salzig-marinierten Rettich.

Wichtig ist, dass die süßliche Geschmacksrichtung immer (in Form von natürlicher Süße, z.B. Getreide ist süßlich) am Tisch mit dabei ist. An Hand dessen "misst" der Körper, ob er schon satt ist. Sie kennen das, auch wenn Sie ein noch so gutes Essen verspeist haben und eigentlich satt sind, wenn nichts Süßes dabei war, sehnen Sie sich nach einem Stückchen "Süß", wenn Sie vom Tisch aufstehen.

7) Ernährung nach den Jahreszeiten:

Mutter Natur hat gut für uns gesorgt. So hält sie zu jeder Jahreszeit und in jedem Landstrich bereit, was uns gut tut. In der großen Hitze Afrikas gedeihen Bananen, Mangos, Papayas. Sie alle kühlen unseren Organis-mus wunderbar von innen heraus.
In der großen Kälte der Arktis wächst gar nichts - hier ernähren sich die Menschen von Fisch und Fett alleine - jedes frische Obst würde sie krank machen.

Gemüse und Obst, das im Sommer reif ist, kühlt uns von innen heraus und lässt Feuchtigkeit entstehen, die als Schweiß "wiederverwendet" werden kann.

Dasselbe Obst im Winter gegessen, erzeugt denselben Effekt, jedoch bringt uns weder die "innere Kühlung" noch die Feuchtigkeit einen Nutzen. Im Gegenteil, beides belastet unseren Organismus.

Ernährung nach den Jahreszeiten möchte die unterschiedlichen Witterungsverhältnisse durch den Einsatz von Lebensmitteln und Kochmethoden ausgleichen, damit der Qi- Fluss gefördert wird und Krankheiten vorgebeugt werden kann.

Frühling:
Im Frühling beginnt das Yang nach dem Winter wieder langsam zu wachsen. Es ist die Zeit des Holzelements und somit stehen Wachstum und extreme Bewegung im Vordergrund. Unsere Nahrung sollte nun das Qi aufbauen, denn im Frühling fließt es wieder stärker. Außerdem unterstützen wir die Funktionen von Milz und Leber.

Z.B.: alle grünen Gemüsearten, die jetzt frisch wachsen; Reis, Buchweizen, Gewürze je nach Typ mehr oder weniger Qi-bewegend: Frühlingszwiebel, Ingwer, Paprika oder Knoblauch. Etwas sauer hie und da, um die Leber in Schwung zu bringen.

Ingwer ist auch sehr gut bei aufkeimender Erkältung, die uns der Frühlingswind manchmal ins Haus bringt.

Zu meiden sind besonders fette und extrem scharfe Gewürze oder thermisch heiße Nahrungsmittel und extrem Saures, es würde die Leber belasten. Milchprodukte in Maßen und nach Konstitution.

Sommer:
Der Sommer steht ganz im Yang, die Hitze zehrt an unseren Körperflüssigkeiten. Wenn es unsere Konstitution zulässt, dann können wir jetzt alle frischen Obstsorten essen, die unser Landstrich bereitstellt. Sie bauen die Körperflüssigkeiten wieder auf und bewahren sie. Achtung vor zu viel Kühle! Auch während der heißen Sommermonate dürfen wir ein gutes Funktionieren unseres "Verdauungsfeuers" (Magen, Milz) nicht außer Acht lassen und sie weiterhin durch gekochte Nahrung - die aber kühl genossen - verwöhnen.
Der bittere Geschmack - z. B. in Form von bitteren Salaten oder Oliven - darf nun öfter eingesetzt werden.

Z.B.: Tomaten, Gurken, Kirschen, Marillen, Erdbeeren, Himbeeren, Spinat, Chicorée, Salate, Weizen, Gerste, aber auch die Südfrüchte dürfen genossen werden, wenn das Wetter wirklich heiß ist. Als Getränk, das unseren Organismus unterstützt, ist als altes Hausmittel in China der grüne Tee bekannt, er entgiftet, leitet die Hitze aus und beruhigt den Geist. Milchprodukte können nun etwas vermehrt gegessen werden –

doch immer nach der eigenen Konstitution!

Zu meiden sind alle austrocknenden Nahrungsmittel - z. B. Kaffee, scharfe Gewürze - aber auch mit extrem kalten Sachen soll hausgehalten werden - z. B. Eis, Speisen aus dem Eiskasten, kalte Getränke ... Sie "verknoten" das Magen-Qi und die Verdauung liegt lahm. (Siehe auch Kapitel: **Ernährung im Sommer**)

Herbst:
Das Yang zieht sich nun immer mehr zurück, die Energien gehen nach innen und unten. Wir spüren eine gewisse "Abschiedsstimmung" als Trauer in uns. Da die Außentemperaturen immer kühler werden, sollte unsere Nahrung wärmer werden, damit wir die äußere Kälte ausgleichen können.

Ein bisschen Scharfes darf nun dabei sein, der scharfe Geschmack treibt Restfeuchtigkeit aus dem Körper und hilft Schleimerkrankungen zu vermeiden. Unsere Lunge, die sehr unter der Trockenheit der beheizten Räume leidet und auch für die Abwehrfunktion unseres Körpers zuständig ist, ist jetzt stark gefordert. Mit z. B. Birne, Mandeln oder Erdnüssen können wir ihr die nötige Energie zuführen.

Z.B.: Hafer, Hirse, Mais, Reis, Karotten, Kartoffeln, Herbstkürbisse, Lauch, Rind- oder Lammfleisch, Knoblauch, Chili, Zwiebeln, Zimt und Nelken ...

Zu meiden wären fette, kalte und kühle Nahrungsmittel, Milchprodukte wieder verringern oder ganz meiden, je nach Konstitution.

Winter:
Die kalte Jahreszeit wird vom großen Yin regiert, die Energien haben sich zurückgezogen und sammeln sich. Jetzt ist die Jahreszeit, wo man viel schlafen sollte, um die im Sommer "ausgegebenen" Energien wieder hereinzuholen.

Unsere Nahrung sollte wie immer die Außentemperaturen ausgleichen, also warm sein und das Qi stützen, etwas bewegen, um Kältestauungen zu vermeiden. Mit dem etwas süßen Geschmack bauen wir unsere Körpersäfte wieder auf - allerdings sollte das nicht zu sehr ausufern, damit sich keine Feuchtigkeits- und Schleimbelastung (Erkältung) einstellt *(siehe Kapitel: **Erkältung? - Nein danke!**).*

Z.B.: Alle "Wintergemüse", Fleisch - z. B. Wild, Lamm - warme und scharfe Gewürze - alle die wir von unserer Weihnachtsbäckerei her kennen; Maroni, etwas Alkohol in Form von Glühwein oder zum Kochen.

Zu meiden wäre alles übermäßig Saure, Scharfe oder Austrocknende. Milchprodukte dezent oder gar nicht, je nach Konstitution.

8) Ernährung nach den Tageszeiten:

Unser Sprichwort: "Iss zum Frühstück wie ein Kaiser, zum Mittag wie ein König und am Abend wie ein Bettler." ist auch die chinesische Empfehlung. Diese drei Mahlzeiten sollten möglichst täglich zur gleichen Zeit eingenommen werden, in extremen Situationen kann man noch zwei weitere Zwischenmahlzeiten einlegen.

In der chinesischen Medizin gibt es die sogenannte "Organuhr", nach der alle zwei Stunden jeweils ein anderes Organ besonders viel Energie zur Verfügung hat. Wann der Mensch am besten seine Mahlzeiten einnimmt, ist logisch auf diese Organuhr aufgebaut.

Frühstück:
In der Früh geht es unseren Energien ähnlich wie im Frühling - das Yang erhebt sich langsam, nachdem die Nacht Yin ist. Wir möchten daher das Yang stärken. Unser "Aufnahmeorgane" für Nahrungsmittel haben ihre höchste Energie laut der TCM zwischen 7 und 11 Uhr früh. Alles was in dieser Zeit gegessen wird, kann besonders gut verwertet werden und ist sozusagen der Qi-Vorrat für den ganzen Tag. Wer hier nichts zu sich nimmt oder nur eine Tasse Kaffee trinkt, der hat eben keinen oder nur den geringen Vorrat einer Tasse Kaffee für seinen ganzen Tag.

Menschen mit einem schwachen Magen können in der Magenzeit (7 - 9 Uhr früh) vielleicht nichts essen und bekommen erst später Hunger. Einerseits könnte das ein zu spätes Abendessen gewesen, andererseits aber auch schon ein Dauerzustand sein. Diese Menschen sollten das "warme Frühstück" dann essen, wenn sie Hunger haben - mit der Umstellung wird der Magen kräftiger und das Frühstück kann langsam in die Früh verlegt werden. (siehe Kapitel: **"Warmes Frühstück"** und „**Kochen ist Magie**")

Das ideale Frühstück baut das Qi (Yang) auf, ist warm zubereitet und hat leicht verdauliche Nahrungsmittel. Zu meiden wäre alles Kalte, Kühle oder zu Feuchte - z. B. rohes Obst, womöglich gar aus der Südsee, das würde den Organismus abkühlen und mit Feuchtigkeit belasten, was man an Müdigkeit oder Trägheit ablesen kann. All diese Nahrungsmittel sind starkes Yin und würden das noch schwache Yang unterdrücken, unser Verdauungsfeuer schwächen. Milchprodukte sollten wirklich nur bei einem kräftigen Milz-Qi genommen werden, sie sind sehr kalt und bilden leicht Feuchtigkeit und Schleim.

Besonders Kinder haben bis zum 8. Lebensjahr ein noch schwaches Milz-Qi, hier können wir unsere Kinder für ein ganzes Leben stärken, wenn wir naturgerecht zuerst mit Muttermilch oder -ersatz (z. B. Reismilch, siehe dazu **Literaturliste**), später dann wärmendes Frühstück ohne Kuh-Milchprodukte anbieten.

Empfohlen werden Getreidezubereitungen, die - je nach Wunsch - leicht süß oder pikant zubereitet werden. Je nach Jahreszeit können das wärmende (Mais, Hafer ...) oder kühle (Weizen, Gerste ...) Getreide sein. Dazu - auch je nach Jahreszeit - Trockenobst oder Frischobst, Nüsse, wärmende Gewürze oder Gemüsezubereitungen. Für kräftige Mägen darf es auch gedünstetes Fleisch oder Ei sein.

Wer dazu etwas trinken möchte, der kann schwarzen Tee nehmen oder nach dem Essen einen kleinen Kaffee, um das Yang zu mobilisieren.

*(Einfache **Rezepte** finden Sie im Anhang.)*

Mittag:
Auch hier sollte eine warme Mahlzeit genossen werden, Getreide, Gemüse, Fisch, Fleisch, etwas Salat. Das Mittagessen sollte nicht zu fett, kalt oder üppig sein - Müdigkeit und Trägheit wären die Folge.

Die ideale Zeit wäre zwischen 11 und 13 Uhr, sich mit netten Menschen zusammensetzen, Nahrung aufnehmen und angeregt plaudern. Ab 13 Uhr hat der Dünndarm seine energetische Hochzeit, ideal also, um das Mittagessen zu verdauen.

In meinen Seminaren kam öfter die Bemerkung, dass manche Menschen nach einer Schüssel Salat weit weniger müde wären, als nach einer "richtigen warmen Mahlzeit". Sie hätten zwar dann Blähungen, wären aber nicht so müde.

Mein Nachfragen ergab dann, dass die "richtige warme Mahlzeit" aus Suppe, Hauptspeise und meist noch Nachspeise bestand - also den Organismus einfach wegen der Menge her schon überlastete, während der Salat ja nur eine Schüssel war.

Außerdem liegt es in der Natur der Sache, dass gekochte Speisen weicher sind und "scheinbar" weniger Kauleistung verlangen. Das Mahl ist also verzehrt, bevor sich noch ein Sättigungsgefühl einstellen kann, man neigt dazu mehr zu essen, als für den Magen passend ist.

Ein roher Salat hingegen muss heftig gekaut werden. Der Sättigungs-effekt stellt sich daher beim rohen Salat aus Zeitgründen schon früher ein, weil besser und länger gekaut wird. Daher ist die gegessene Sättigungsmenge geringer, wegen der Kälte (Rohes ist ungleich kälter als Gekochtes) entstehen aber dann später am Nachmittag Blähungen.

*(Einfache **Rezepte** finden Sie im Anhang.)*

Abend:

Unser Yang nimmt nun ab, das Yin macht sich bereit. Unser Organismus möchte sich auf Ruhe einstellen. Heftige Aktivitäten und kräftige Mahlzeiten widersprechen dem natürlichen Ablauf der Energien. Durch unser Abendessen möchten wir unser Yin unterstützen, das auch für guten Schlaf zuständig ist.

Ab 19 Uhr begibt sich der Magen in seine energetisch schwächste Zeit, das Abendessen sollte daher um ca. 18 Uhr sein, damit der Magen nicht zu seiner schwachen Zeit angefüllt wird.

Je älter wir werden, desto mehr erkennen wir, dass wir spätes Abendessen nicht gut vertragen. Das Essen scheint bis in den Morgen "herumzuliegen" und raubt uns außerdem noch den tiefen Schlaf.

Langfristig entstehen durch späte Abendessen Übergewicht, Feuchtigkeitsbelastungen, Müdigkeit am Morgen, Magenprobleme und Schlafstörungen.

Leider ist es durch die flexiblen Arbeitszeiten heutzutage immer weniger möglich, sein Abendessen zu einer Zeit einzunehmen, zu der wir Hunger haben. Viele Menschen beobachten, dass sie um ca. 17 Uhr Hunger hätten und eine ganz normale Mahlzeit zu sich nehmen könnten. Nur geht das dann nicht; um dem Hunger zu entgehen wird viel zu viel Süßes genascht und so das Magen-Qi langfristig geschwächt.

Zum Abendessen können wir wieder Getreidezubereitungen wählen, etwas Fleisch, Gemüse, gekochtes Obst, etwas Milch - je nach Konstitution.
Zu vermeiden wären alle scharfen und belebenden Speisen, die das Yang mobilisieren und uns den Schlaf rauben könnten.

*(Einfache **Rezepte** finden Sie im Anhang.)*

*Auch der längste Marsch
beginnt mit dem ersten Schritt.*
Lao-Tse

Warmes Frühstück

Ähnlich wie bei uns das Sprichwort "Iss in der Früh wie ein Kaiser, zu Mittag wie ein König und am Abend wie ein Bettelmann." wird auch in der TCM empfohlen zu essen. Die Hauptmahlzeit sollte in der Früh eingenommen werden.

Magen und Milz in Höchstform
Im Laufe der Jahrtausende hat man auch entdeckt, dass jedes Organ eine "Hauptarbeitszeit" hat. Zwei Stunden innerhalb von 24 bekommt es besonders viel Energie und kann seine Aufgabe besonders gut erledigen.

Unser Hauptaufnahmeorgan, der Magen, hat seine beste Zeit in der Früh zwischen 7 und 9 Uhr.

Darauf folgt die Milz, die zwischen 9 und 11 Uhr zur Höchstform aufläuft.

Der Magen nimmt die Nahrung auf, die Milz energetisiert sie und verdampft einen Teil an Feuchtigkeit. Diese Feuchtigkeit benötigt unser Körper, um die Schleimhäute und die Haut feucht zu halten und Blut zu bilden.

Es ist also verständlich, dass wir zwischen 7 und 11 Uhr besonders viel Energie aus der Nahrung gewinnen können.

Im Kapitel **"Unser Verdauungsfeuer"** habe ich über das Thema Feuchtigkeit geschrieben und dass Menschen, die viel Feuchtigkeit im Körper haben, oft in der Früh nicht "in die Gänge kommen".

Sie fühlen sich wie ein Tennisball, der im Wasser gelegen ist.

Erst gegen elf Uhr laufen sie zur Topform auf. Das kommt daher, dass die Milz ab 9 Uhr früh damit beginnt, Restfeuchtigkeit vom Abendessen (oder generell vom Vortag) zu beseitigen. Um 11 ist sie damit fertig - man fühlt sich wieder "spring-freudig".

Wer spät am Abend isst, der hat in der Früh vielleicht keinen Hunger. Das liegt daran, dass der Magen in der Nacht nur wenig Energie zur Verfügung hat, um zu verdauen. Das Abendessen wird erst richtig zwischen 7 und 9 Uhr verarbeitet.

Je schwerer die Mahlzeit am Abend, desto länger liegt sie "im Magen".

Warm und gekocht?

In der Früh können wir unseren Organismus in seiner Arbeit unterstützen, indem wir ihm gekochte und warme Nahrung geben. Nicht nur, dass er auf die Energien der Mahlzeit gleich zurückgreifen kann (ohne sie erst aufwärmen zu müssen), die warme und gekochte Mahlzeit belastet die Milz nicht so stark, die (meist) noch damit zu tun hat, vom Vortag die Restfeuchtigkeit zu beseitigen.

Wenn Sie bei den Worten "warm" und "gekocht" schon entmutigt geseufzt haben, dann lesen Sie bitte dennoch beruhigt weiter:

Es ist natürlich (meist) unrealistisch, in der Früh zu kochen. Am Wochenende mag es gehen, doch an einem Arbeitstag zu Beginn der Umstellung und wenn man noch müde ist, geht das eher nicht.

Lassen Sie sich nicht entmutigen! Täglich ein warmes Frühstück zu essen, braucht Zeit und Geduld. Hat man es geschafft, zwei Wochen lang durchzuhalten und sich an alle Handgriffe gewöhnt, dann spürt man sehr rasch, wie viel zusätzliche Energie man dadurch bekommt. Das spornt an weiterzumachen!

Und "warm" sowie "gekocht" bedeutet ja nicht unbedingt, dass Sie in der Früh frisch kochen. Bereiten Sie sich das Frühstück am Abend schon vor.

Bestandteile eines warmen Frühstücks:

Welche Geschmacksrichtung Frühstück bevorzugen Sie zurzeit? Essen Sie eher süß oder eher salzig? Dann bleiben Sie bitte bei dieser Geschmacksrichtung, auch wenn Sie in der Literatur eher süße Frühstücke finden.

Bleiben Sie bei Ihrer Geschmacksrichtung und bereiten Sie sich am Abend eine süße oder salzig/pikante Getreidemahlzeit vor, die Sie in der Früh nur mehr in einer beschichteten Pfanne auf dem Herd aufwärmen müssen.

Salzige/Pikante Menschen haben es eher einfach, sie können Reste von Mittagessen oder Abendessen verwenden. Ich habe damals mit einer Lammsuppe begonnen. Es war tiefster Winter, ich fror immer bis ins Mark, wenn ich mein Kind in die Schule brachte. Aber mit der Lammsuppe im Bauch war mir nicht mehr kalt! Ich war völlig überzeugt und esse seit damals nur mehr warmes Frühstück.

Es muss keine Suppe sein, mittlerweile mag ich auch keine Suppe mehr. Aber wenn Sie eine Suppe vom Vortag und Lust darauf haben, dann beginnen Sie eben damit!

Mit der Energie, die Sie durch das warme Frühstück gewinnen, können Sie später noch andere Varianten versuchen.

Sind Sie eher der süße Typ, dann machen Sie sich eventuell aus Hirse (Sommer) oder Hafer (Winter) einen Brei, bereiten Sie sich aus Obst der Saison ein Kompott und wärmen Sie Getreide mit Kompott in der Früh auf. Einige Nüsse darüber und fertig - ein einfaches rasches Mahl ist entstanden, es wird Sie auf Stunden sättigen und energetisieren! (Je kälter der Winter, desto weniger Frischobstanteil.

Mein Tipp:

Selbstverständlich ist Ihrer Fantasie keine Grenze gesetzt. Kochen ist für mich wie Magie, vielleicht macht es auch Ihnen Spaß, in der Küche Spezialitäten des Hauses zu zaubern! Vielleicht möchten Sie sanfte Musik dazu hören? Richten Sie sich Ihren „Arbeitsplatz" so ein, dass Sie sich wohlfühlen.

*Meine Rezepte sind alle eher einfach und rasch zubereitet, möchten Sie es üppiger haben, dann nur zu! Im Kapitel „**Rezepte**" habe ich Ihnen die ganz einfachen Grundrezepte notiert. Probieren Sie sie einfach aus!!*

Notizen:

....

....

....

....

....

....

....

Kochen ist Magie - Kochen im Kreislauf der Elemente

Jedes Nahrungsmittel ist - in der TCM-Literatur - einem oder mehreren Elementen zugeordnet.

In vielen TCM-Kochbüchern wird Folgendes empfohlen:
Der Kochvorgang wird in einem Element begonnen (meist der heiße Topf für das Element "Feuer"), und daraufhin kommen die Nahrungsmittel aus dem Erdelement, dann dem Metall-, dem Wasser- und zum Schluss dem Holzelement in den Topf. Das entspricht dem natürlichen Kreislauf der Elemente und wird "Kochen im Kreislauf" genannt. Das Essen bekommt dadurch einen ganz besonders guten, "runden" Geschmack.

Dieses Kochverfahren bereitet jedoch vielen Menschen Schwierigkeiten, weil die Lebensmittel zum Teil nicht eindeutig einem bestimmten Element zugeordnet sind. Studiert man Listen aus mehreren Büchern, stößt man auf große Unterschiede. Ein weiterer Schwierigkeitsgrad ist der Faktor Zeit. Kommt man gegen 18 Uhr nach Hause, muss zwischen Küche und Haushalt noch die Aufgaben der Kinder kontrollieren, dann ist man nicht mehr gewillt, speziellen Anforderungen des TCM-Kochbuches zu folgen - wenn man schon kocht. Das ist völlig verständlich, und darum möchte ich Ihnen Mut machen:

Warum schwierig, wenn es auch einfach geht?

Immer wieder kommen Frauen zu mir in Seminare oder in die Beratung, die ganz verzweifelt sind nach der Lektüre einschlägiger TCM- Literatur. "Wie soll ich diese Kocherei nur schaffen?"

Gemeint ist das Kochen nach dem Kreislauf der 5 Elemente. Hier wird durch die Zugabe von Lebensmitteln zum richtigen Zeitpunkt in den Topf ein optimal-energetisches Ergebnis versprochen.

Wer sich ausschließlich mit dem Kochen beschäftigen kann und dies mit Lust und Liebe tut, der wird tatsächlich die höchste Essenz aus seinen Speisen ziehen, wenn er jeden Tag frisch einkaufen geht und im Kreislauf der Elemente kocht. "Ist der Koch oder ist er Arzt?" - so heiß es - und es ist etwas Wahres dran.

Doch in Zeiten wie diesen, in einer Kultur wie der unseren, kann und darf ich solche Maßstäbe nicht als die allein gültigen und glücklich machenden setzen. Denn damit verlieren viele Menschen, die Interesse an einer neuen Lebens- und Ernährungsform hätten, gleich zu Beginn schon die Lust.

Und gerade darauf kommt es doch an! Auf die Lust und die Liebe beim Kochen. Liebe geht ja bekanntlich durch den Magen. Klar.

Und wie viel Liebe verspürt eine berufstätige Frau, die abends um halb sechs mit zwei vollen Sackerln Einkäufen nach Hause wankt, wohlwissend, dass hungrige Kinder, ein Ehemann und ein Haushalt auf sie warten, wenn sie nun Lebensmittel nach deren Elemente-Zugehörigkeit sortieren soll und sie dann alles nach einer bestimmten Reihenfolge in einen bestimmten Topf ... Keine, Sie können sich das vorstellen. Erleben es vielleicht täglich selber.

Die Lösung

Mit Liebe kochen. Denn wenn Sie - ohne die nötige Zeit - versuchen im Zyklus der 5 Elemente zu kochen und dabei in Stress geraten, dann kochen Sie den Stress mit. Das schmeckt man leider. Aus dem gleichen Grund sollte man nach der TCM auch niemals kochen, wenn man ärgerlich oder krank ist. Man kocht die Energien seiner Gefühle sozusagen mit. (In diesem Fall empfiehlt es sich, eine Eierspeise zu machen oder sonst ein ganz einfaches, wenig aufwendiges Mahl zuzubereiten oder jemanden anderen kochen zu lassen.)

Nehmen Sie also ein beliebiges TCM-Rezept und kochen Sie mit Liebe. Hören Sie dabei angenehme Musik, machen Sie Ihren Geist leer und kochen Sie mit Leib, Seele und Liebe. Kochen Sie mit Hingabe und in Gedanken an die lieben Personen, für die Sie diesen Dienst tun. Sie haben die Möglichkeit, durch die Zubereitung der Nahrung die Gesundheit Ihrer Lieben zu fördern!

Kochen Sie intuitiv, lassen Sie die Rezepte bleiben.

Fragen Sie die Lebensmittel, mit wem sie gemeinsam gekocht werden möchten und welche Gewürze sie gerne hätten. Damit haben Sie hochenergetische liebevolle Nahrung, die Ihrer ganzen Familie wunderbar schmecken wird. Wenn Sie dann noch natürliche (Bio)Nahrungsmittel verwenden und Lebensmittel, die es pro Jahreszeit in Ihren Breiten gibt, auf künstliche Produkte weitgehend und auf Mikrowelle völlig verzichten, dann steigern Sie die köstliche Essenz aus der Nahrung noch einmal.

Probieren Sie es einfach aus, haben Sie Mut! Kochen ist Magie.

Unser Versuch:

Für einen Blindversuch haben wir einen Topf im Kreislauf gekocht und dieselbe Speise in einem anderen Topf mit Liebe (und nicht im Kreislauf) gekocht. Ich kann Ihnen verraten - niemand hat energetisch einen Unterschied feststellen können! Beides schmeckte gleich gut, lag angenehm im Magen und diejenigen, die die Nahrung mit dem Biotensor ausgetestet haben, konnten auch keinen Unterschied herausfinden.

In alter chinesischer Heilmittelliteratur gibt es keine Rezepte, die alle fünf Bestandteile aufweisen. Zusätzlich hörte ich von einer TCM-Ärztin, dass das Kochen im Zyklus eher eine Modeerscheinung sei. Eine gute, denn dadurch haben viele Menschen wieder gelernt, sich mit den Nahrungsmitteln zu beschäftigen.

Mein Tipp:

Sollte das Kochen im Kreislauf für Sie nicht in Frage kommen, dann lassen Sie es bleiben und kochen mit Liebe! Denn was ist das beste Kreislaufkochen, wenn der Stress, der es erzeugt, mitgekocht wird? Na also, so einfach ist das!

Die TCM kann jedem Menschen so viel bieten, da wäre es schade, wenn Sie nur aufgrund des Kreislaufkochens darauf verzichten würden.

Notizen:

....

....

....

....

....

....

....

....

Teil 2

Themen von A - Z

Abnehmen mit der TCM

Abnehmen nach der TCM ist keine Diät, kein Plan, den man durchzieht und wenn man fertig ist, ist man dünn und kann wieder so weitermachen wie vorher. Abnehmen nach der TCM ist eine Umstellung der Ernährungsgewohnheiten auf ein anderes System, das nach dem persönlichen Energiebild individuell auf jeden Menschen abgestimmt ist.

Da für die TCM jeder Mensch sich vom anderen unterscheidet, gibt es auch kein einheitliches „Diätsystem". Ernährungspläne, die von Ihrer TCM-Ernährungsberaterin für Ihren persönlichen Bedarf erstellt werden, gehen auf Ihre Situation und Ihren Energiehaushalt ein und damit erreichen Sie nicht nur ein „Schmelzen" der Pölsterchen, sondern auch ein allgemeines Wohlbefinden.

Sie beginnen mit diesen Empfehlungen und erarbeiten sich aber über Monate einen persönlichen Plan.

Wer sich nach den Grundsätzen der TCM ernährt, wird längerfristig auch positive Veränderungen in seinem ganzen Leben feststellen.

Energetisches Ungleichgewicht im Körper bewirkt immer auch ein Ungleichgewicht im Außen. Oder umgekehrt.

Das Innere spiegelt sich im Äußeren. Daher kann man sowohl Inneres durch Veränderungen im Äußeren beeinflussen, als auch Äußeres durch Veränderungen im Inneren.

Viele Menschen bekommen aufgrund äußerer Umstände Übergewicht. Übermäßig viele einseitige Emotionen belasten unseren Körper genauso, wie uns falsche Ernährung belastet. Die TCM schreibt Emotionen sogar einen weitaus größeren Anteil an Qi-schädigender Wirkung zu. Ihr Übergewicht ist das Resultat Ihres Lebens. Vielleicht liegen Ihnen jahrelang schon Stress, Wut, Angst, Sorgen im Magen? Kein Wunder, dass Sie es nun schon im Außen sehen.

Hauptursache des Übergewichts:

Viele Menschen haben eine sitzende Beschäftigung und machen auch danach nicht sehr viel Bewegung. Dazu kommt Ernährung, die zu 2/3 aus rohen und kalten Nahrungsmitteln besteht. Diese Nahrungsmittel sind unter Umständen Fertignahrung und zu süß, zu fett oder eine Mischung aus beidem. Zusätzlich schläft man gerne zu wenig. So entsteht Energielosigkeit und Kälte.

Die "Kälte" im Ofen bewirkt, dass diese Menschen viel grübeln, sich ständig übermäßige Sorgen machen und sich schlecht konzentrieren können. Sie sind müde, kommen in der Früh nicht auf und werden erst gegen elf Uhr fit. Eine gewisse Trägheit verfolgt sie den ganzen Tag - so können sie auch nach der Arbeit keine Bewegung mehr machen - es fehlt Energie (und nicht der Wille!).

Faktor Feuchtigkeit

Übergewicht entsteht (vorrangig) aus einem energetischen Ungleich-gewicht in den Verdauungsorganen Magen, der die Nahrung aufnimmt und energetisch vorbereitet, und Milz, unsere "Hochofen-anlage", die die Nahrung in Blut und Säfte transformiert. Energetisches Ungleichgewicht kann also durch zu viel Nahrungsaufnahme (ständige Überfüllung) aber auch durch unsachgemäße Nahrungsaufnahme (z. B. Diäten, Fasten-kuren, etc.) entstehen.

Übergewicht ist für die TCM eine starke Ansammlung von Feuchtigkeit, das von einem "kalten Verdauungssystem" langsam in Schleim umge-wandelt wird und der dann irgendwo dorthin abgelegt wird, wo es den Körper am wenigsten stört. Oft ist hier schon durch Ernährungsfehler in den Kindertagen der Grundstock gelegt worden. (Siehe Kapitel: „**Unser Verdauungsfeuer**")

Da die Organe alle im Kreislauf untereinander zusammenhängen, zieht dieses energetische Ungleichgewicht in Magen und Milz auch energetische Probleme in anderen Organen nach sich.

Es ist wie eine Dominoschlange, fällt der erste Stein,
dann fallen früher oder später alle.

(Siehe Kapitel: "**Im Kreislauf der Elemente**")

Dauert der Zustand der übermäßigen Feuchtigkeit und des kalten Verdauungsfeuers länger an, dann haben wir in der Früh auch keinen Hunger, und die Zeit, wo die Nahrungsaufnahmeorgane die höchste Energie haben, verstreicht ungenutzt. Eventuell trinken wir nur einen Kaffee, der dann die Quelle der gesamten Tagesenergie ist.
Nicht unbedingt viel, oder?

Das ist, wie wenn man einen Liter tankt und dann 100
km fährt, nach kurzer Zeit wird auf "Reserve"
umgeschaltet.

Reserve ist in diesem Fall das vorgeburtliche Qi. (Dazu lesen Sie bitte das Kapitel "**Unsere Lebensenergie**")

Wenig Qi führt aber auch noch zu einem anderen Symptom:

Was Flüsse und unser Körper gemeinsam haben

Stellen Sie sich einen Fluss vor, in dem reichlich Wasser fließt. So sollte auch der Qi-Fluss in unserem Körper sein. Wenn in einen Fluss, der ausreichend Wasser trägt, Zweige fallen, dann werden sie weggespült. Sogar Steine bewegt der Fluss. Es ist genügend Energie vorhanden. So ähnlich läuft das auch in unserem Körper ab.

Solange wir noch Überfluss an Energie haben, wird die eine oder andere Tafel Schokolade, die wir uns zu Gemüte führen, "weggespült" ohne dass wir es am Gewicht merken.

Wenn der Fluss aber nur noch wenig Wasser führt, dann ballen sich die Zweige und Blätter an Engstellen zusammen und verstopfen den Wasserablauf. Jetzt können auch keine Steine mehr transportiert werden. Das Wasser staut sich auf.

Durch den Stau entsteht ein Paradox: Oberhalb der Staustelle gibt es plötzlich scheinbar viel Wasser, unterhalb gar keines mehr. So ähnlich läuft es auch in unserem Körper ab. Staustellen sind Übergewicht, kalte Füße sind unterhalb der Staustelle und der heiße Kopf oder die Migräne sind darüber.

Faktor Emotionen und Stress

Viele Menschen bekommen aber auch auf Grund äußerer Umstände Übergewicht. Übermäßig viele einseitige Emotionen belasten unseren Körper genauso, wie uns falsche Ernährung belastet. Die TCM schreibt **Emotionen** sogar einen weitaus größeren Anteil an Qi-schädigender Wirkung zu. Ihr Übergewicht ist das Resultat Ihres Lebens. Vielleicht liegen Ihnen jahrelang schon Stress, Wut, Angst, Sorgen im Magen? Kein Wunder, dass Sie es nun schon im Außen sehen.

Lösungsansätze:

Was also tut man in diesem Fall? Es liegt klar auf der Hand: Es muss wieder mehr regnen, damit der Fluss ausreichend Wasser führt. Es muss aber nicht nur mehr regnen, es darf auch nicht mehr so viel Wasser aus dem Fluss abgezweigt werden. Hier hilft uns eine einfache Energierechnung.

Wir geben über Jahre mehr Energie aus, als wir einnehmen. Punkt.

Dadurch leben wir ständig im Qi-Mangel. Ein Konzept, das in der Zukunft sicherlich immer mehr an Gewicht bekommen wird, ist das "Lebens-energiekonzept", worin es um Qi-Ausgaben und -einnahmen geht.

Beruflich rund um die Uhr erreichbar, Kinder, Haushalt, Familie und dann noch Freizeit-gestaltung. Das alles kostet mehr und mehr Energie. Es bleibt keine Zeit mehr zu qualitativ hochwertiger Ernährung, keine Zeit mehr, genussvoll zu speisen, keine Zeit "positive" Bewegung zu machen (also freudig laufen, Rad fahren ..., weil wir sowieso im Beruf schon Kilometer rennen, doch das ist eben "negative" Bewegung, unter Stress, die viel mehr Qi braucht), die unserem Körper zur Entspannung verhilft.

Stress wirkt sich auf die Atmung aus, flache Atmung bedeutet weniger Qi in der Atemluft.

Sie sehen, an allen Ecken und Enden zapfen wir den Körper Qi ab, jedoch führen wir nie ausreichend zu. Wundert es Sie, wenn Sie dann plötzlich stetig zunehmen und immer müder werden? Da helfen dann auch keine strengen Fitnessprogramme und Diäten, bei denen wir nur noch mehr Energie verlieren, oder?

Was uns also hilft, ist den Energiehaushalt zu stabilisieren. Ausgaben und Einnahmen gleich zu halten und langsam die Einnahmen zu steigern, damit die "verstopften" Stellen (Übergewicht) wieder abgebaut werden können.

Der Weg

- Ohne Bewegung und qualitativ hochwertige Nahrung läuft nichts. Aber auch nicht ohne das Loslassen von Aufgaben und dem ganzen "Tun müssen".

- Bewegung soll in erster Linie Spaß machen. Suchen Sie sich eine sanfte Bewegungsart für den Einstieg. Qi Gong, Tai Chi, Radfahren, Schwimmen ... Lassen Sie sich die Möglichkeit offen, jeden Tag eine andere Bewegungsart zu "spielen", damit der Spaß nicht vergeht ;-).
- Lernen Sie Loslassen und Neinsagen. Stoßen Sie rigoros Aufgaben ab, die Sie für andere übernommen haben. Teilen Sie Aufgaben, die für die ganze Familie sind, auf alle Familienmitglieder auf. (Besonders) Kleine Kinder freuen sich auch, mithelfen zu können, putzen mit Leidenschaft Tisch oder Schuhe, decken den Tisch vor den Mahlzeiten oder gießen Blumen. Wichtig dabei ist immer: Akzeptieren Sie das Resultat so wie es ist und auch den anderen Weg dorthin. Wichtig ist, dass

die Wäsche aufgehängt ist und nicht auf, welchem Weg sie auf die Leine gekommen ist.

- Nutzen Sie die Zeit und Energie, die Sie dadurch gewinnen, für sich, und machen Sie auch mal etwas, was Ihnen Spaß macht. Das entspannt auch das Qi (also die Stellen, an denen sich das Wasser staut) und lässt es besser fließen. Schon bald fühlen Sie den Unterschied. Energievoller, frischer, freudiger.

- Kaufen Sie Lebensmittel vom Bauern, das mag zwar anfangs teurer sein, Sie merken es aber spätestens nach zwei Monaten - durch die bessere Qualität brauchen Sie weniger Nahrung, Sie kaufen weniger ein und haben dann letztendlich doch weniger ausgegeben als früher.

- Kochen Sie öfter schöne Mahlzeiten mit der Familie und essen Sie zusammen. Kochen Sie vor, damit Sie Zeit gewinnen. Mit der altbewährten Einsiedemethode kann viel Zeit gespart werden. So haben Sie immer etwas selber Gekochtes, wenn Sie Hunger haben.

- Achten Sie darauf, nicht zu kaltes Wasser zu trinken. Meiden Sie Säfte und Tees aller Art, außer sie dienen Heilzwecken. Jeder Tee ist eine Medizin der Natur und hat eine Wirkung auf Ihren Körper. Wenn Sie sich nicht ganz sicher sind, wie ein Tee wirkt, fragen Sie nach. Viele Tees, die man "so einfach" trinkt, haben eine kühlende Wirkung, die den Zustand der Kälte und Feuchtigkeit noch unterstützen!

*Übrigens: Auch Kaffee kühlt unser Verdauungsfeuer!
Er senkt das Qi, das heißt, langfristig trägt er zur
Energielosigkeit bei.*

Allgemeine Tipps zum Thema Übergewicht:

Wichtig bei der Umstellung auf die TCM-Ernährung und auch beim Abnehmen ist, dass die Verdauung funktioniert. Essen Sie bewusst und beschäftigen Sie sich dabei mit nichts anderem.

Vermeiden Sie, beim Essen zu lesen oder gar fernzusehen. Genießen Sie, was Sie auf dem Teller haben, kauen Sie ausreichend (Das ist ganz besonders wichtig! Oftmals haben sich störende Blähungen nur dadurch verabschiedet, dass der betroffene Mensch bewusster gekaut hat.), und spüren Sie die Wirkung der Nahrung in Ihrem Körper. Hören Sie sofort auf, wenn Ihnen Ihr Körper sagt, dass diese Nahrung nicht gut für Sie ist, spucken Sie den Bissen ruhig aus.

Haben Sie Mut! Hier geht es darum, dass Sie sich selbst etwas Gutes tun, sich selbst genügend lieben, um nur das und nur so viel zu essen, damit Sie sich wohlfühlen. (Liste siehe Kapitel: **Basisernährung**)

Mein Tipp:
Ich rate meinen KlientInnen, die Waage außer acht zu lassen und mehr auf das "Wohlfühlen" zu achten. Das Prinzip dieser Ernährungsform beruht so stark auf das "innere Fühlen" das "Erspüren" der eigenen Befindlichkeit, dass man eine Waage eigentlich gar nicht braucht.
Wer sich täglich auf die Waage stellt, bekommt ganz genau mit, welche Arbeit unser Körper nach welcher Nahrung leistet. Und das ist oft deprimierend. Isst man zum Beispiel an einem Tag ein Joghurt, einige Stücke rohen Obstes, ein wenig Brot mit Wurst und Käse, um "sich einzuschränken", dann kann sich das schon mit einem Kilo mehr am nächsten Tag niederschlagen. Das ist aber kein Kilo "Fett", das sich da angesammelt hat, sondern "Feuchtigkeit", die den Körper belastet und die er im Laufe des Folgestages ausscheidet.

Eine komplette Liste "Wirkung der Nahrungsmittel" können Sie auf meiner Webseite downloaden:
www.laspas.at/buch/nahrungsmittel.pdf

Notizen:

....

....

....

....

....

....

....

....

Vor Angst zittern

Jedes Gefühl ist ein Hinweis unserer Seele. Angst zu haben bedeutet, sein Leben bedroht zu sehen. Das ist ein durchaus sinnvolles Gefühl, das unser Leben retten kann.

Vor langer Zeit, als wir noch in Höhlen lebten, konnten wir nämlich nur überleben, wenn wir auf unsere Ängste hörten. Wir hatten Angst, alleine vor die Höhle zu gehen, denn draußen gab es Feinde, die uns schaden konnten.

Angst ist also ein natürlicher Schutzmechanismus. Doch übermäßige Angst kann unser Leben einschränken. Wenn nämlich Angst besteht, ohne dass wir uns in einer gefahrvollen Situation befinden. Wenn sie sich als immerwährende Ängstlichkeit manifestiert und uns hindert, uns mutig dem Leben zu stellen.

Angst hindert uns, Altes loszulassen, ob wir nun an zerstörten Beziehungen festhalten oder weiterhin in einem Arbeitsverhältnis hängen, das uns nicht mehr befriedigt. Angst hindert uns, unser Leben zu ändern, genau zu schauen und dann zu tun, was getan wer- den muss. (Diese Handlung würde uns aus dem Zustand der permanenten Ängstlichkeit katapultieren und uns gleichzeitig einen gewaltigen Schatz an Energie zu Verfügung stellen, den wir im Zustand der Angst nicht haben und uns nicht mal vorstellen können.)

Die Angst ist wie Wasser

Die Angst ist in der TCM dem **Wasserelement** zugeordnet. Wenn uns Angst im Griff hält, erstarren wir, erstarrt unser Blut. "Vor Angst erstarrt" heißt es. Der Lebensfluss ist gestoppt. Wir befinden uns in einem Art Vakuum.

Nehmen Sie allen Mut zusammen, schauen Sie sich Ihre Situation genau an - und Sie finden die Lösung in ihr. Dann handeln Sie. Und spätestens dann taut das Eis auf, das Wasser fließt wieder, und Sie quellen vor Energie über. Vertrauen wir also einfach auf die Kraft des Wassers. Es findet immer den einfachsten Weg.

Angst und ihr Element

Die Himmelsrichtung des Wasserelementes ist der Norden, seine Jahreszeit der Winter, die Tageszeit die Nacht. Seine Farbe ist ein dunkles, fast schwarzes Blau.

Alles fließ langsamer, scheinbar erstarrt und tot, wir fühlen diese scheinbare Leere des Lebens rundum. Und auch das macht Angst, denn wir sind ständige Betriebsamkeit gewohnt. Doch in Wirklichkeit herrscht gar keine Leere in der Natur, kein Tod, nur Ruhe und das Sammeln von Kraft für den nächsten Morgen, den nächsten Frühling.

Nutzen Sie die Zeit des Wassers, die Nacht, den Winter und ruhen Sie viel, sammeln auch Sie Kraft für den kommenden Tag oder Frühling.

Niere und Blase sind die beiden Organe im Körper, die dem Wasserelement zugeordnet sind. Im Winter gibt es mehr Blasen-entzündungen, mehr Angst, denn Kälte lähmt den Fluss des Wassers. Übermäßige, lang andauernde Angst untergräbt die Kraft der Nieren, das verändert auch die Abwehrfunktion des Körpers. (So kann uns Angst buchstäblich "krank machen".)

Durch die Angst geschwächt, hat der Organismus nicht mehr genug Kraft, Kälte oder Krankheitserreger, die von außen kommen, abzuwehren. Man zittert. Man zittert aus Angst oder Kälte. Betrachtet man diese beiden Phänomene aus energetischer Sicht, so sind sich sehr ähnlich. Angst oder Kälte, bei beiden bekommen wir kalte Füße, bei beiden zittern wir, ja wir sprechen sozusagen auch davon, wenn wir sagen: "Kalte Füße bekommen."

Angst und die Nieren

Zuviel Angst schadet den Nieren. In den Nieren liegt unsere Lebens-energie, sie sind die Verbindungen nach außen. Über die Nierenenergie werden unsere Keimzellen genährt, aus ihr bekommen unsere Kinder ihre "vorgeburtliche" Energie bei der Zeugung. Menstruation, Schwanger-schaft, Beckenboden, Knochen und Gelenke (hier besonders die Wirbel-säule), Haare (vor Angst über Nacht weiß werden!) und Ohren - sie alle werden durch ein kräftiges Nieren-Qi genährt.

Wird das Nieren-Qi durch kalte Ernährung, zu kühle Kleidung (nierenfreie Mode) oder langandauernde Ängste geschwächt, kann es zu Problemen in diesen Bereichen kommen, zusätzlich werden die Menschen noch ängstlicher. Eine natürliche Abnahme des Nieren-Qi's entsteht mit dem Altern. Menstruation und Zeugungsfähigkeit lassen nach, die Ohren schwächer, Knochen brüchiger, ältere Menschen werden auch immer ängstlicher.

Mein Tipp:
Die Nierenkraft können Sie mit kleinen täglichen „Mutproben" stärken. So gelingt
  es, Ängstlichkeit zu überwinden.

Angst und die Blase

Die Blase ist die "Schwester" der Niere, die darüber bestimmt, was und wie viel ausgeschieden werden muss. Der Ausspruch "vor Angst in die Hose machen", zeigt, dass auch unser Volksmund den Zusammenhang von Angst und unserer Blase kennt.

Wenn die Energien in Niere und Blase nicht ausgewogen fließen, dann kann es zu Problemen mit dem Wasserhaushalt kommen, z. B. Ödeme, Inkontinenz und Probleme mit der Harnausscheidung.

Kälte und Angst spielen für die Blase eine große Rolle - sie schwächen ihre Energie und können so Krankheiten hervorrufen. (Die bitte immer mit Ihrem Arzt abklären!) Da der Blasenmeridian an der Stirn endet, können aber auch Stirnhöhlenprobleme sowie Kopfschmerzen im Stirnbereich Anzeichen eines energetischen Ungleichgewichtes in der Blase sein.

Denken kontrolliert die Angst

Denken unterliegt dem Element der Erde, die im Zyklus der Elemente das Wasserelement kontrolliert. (Siehe Kapitel "**Im Kreislauf der 5 Elemente**") Der analytische Denkvorgang überwindet die Angst. Indem wir über die Situation nachdenken, die uns Angst macht, erlösen wir die Starre des Eises. Wir können uns ausmalen, was schlimmstenfalls passieren kann, wir können uns vorbereiten, wir haben unsere Angst unter Kontrolle. Dies befördert die Energie weiter zum nächsten Element, dem Holzelement, das uns mit seiner Kreativität zu einer Idee bringt und mit seiner Entscheidungsfähigkeit zur Veränderung motiviert.

TCM-Ernährung für kräftige Nierenenergie zur Kontrolle der Angst

Da die Nieren unsere Reserveenergie beinhalten und uns Kraft sowie Ausdauer geben, ist es wichtig, seine Nierenenergie durch ausgewogene typgerechte Ernährung, richtiges Atmen, erholsamen Schlaf sowie diverse Qi-stärkende Techniken (Qi Gong, Tai Chi, Yoga ...) zu stärken und zu nähren.

Bei Angstzuständen ist es eine wunderbare Wohltat für den Organismus, so oft wie möglich warme, gekochte Mahlzeiten zu sich zu nehmen. Ideal sind Suppen, Aufläufe oder Eintöpfe, die frisch gekocht (und nicht aus der Tiefkühltruhe) besonders viel Qi (Energie) enthalten. Verwenden Sie warme Gewürze, wie zum Beispiel Zimt, Ingwer, Nelken, Kardamom - probieren Sie dabei aber aus, wie viel für Sie ideal ist. Bei Zuständen der Überhitzung (Sommer, Kopfschmerzen, Pickel, Zahnfleischproblemen, Bluthochdruck, etc.) verwenden Sie diese warmen Gewürze bitte sparsamer.

Weitere Lebensmittel, die die Nierenkraft stärken:

Hirse, Gerste, alle Sojabohnen, schwarzer Sesam, Pistazien, Walnüsse, Maroni, Sellerie, Spargel, Schwarzwurzel, Mangold, Karfiol, Rosine, Kirsche, Himbeere, Bocksdornfrüchte, Knochensuppen, Huhn, Ente, Nieren, Ei, Karpfen, Schlagobers, Butterschmalz, Weizenkeime, Gelee Royal, AgarAgar, Ingwer, Zimt, Koriander, Thymian, Rosmarin, Sternanis, Chili (Achtung, sehr heiß!), u.v.a.m.

Eine komplette Liste "Wirkung der Nahrungsmittel" können Sie auf meiner Webseite downloaden:
www.laspas.at/buch/nahrungsmittel.pdf

*(Weitere für Sie interessante Kapitel: **Warmes Frühstück, Unsere Lebensenergie**)*

Notizen:

....

....

....

....

....

....

....

....

....

....

Schau mir in die Augen - Augenprobleme aus Sicht der TCM

Die Augen sind unser wichtigstes Sinnesorgan überhaupt. Gibt es hier Probleme, leidet der ganze Körper mit. Probleme können das sogenannte "trockene Auge" (Sandgefühl) sein, aber auch ständige Rötung, Farbenblindheit oder die sogenannten "Mouches volantes" (kleine schwarze Punkte, Flecken oder fadenartige Strukturen im Gesichtsfeld) machen Sorgen. Kurz- oder Weitsichtigkeit sind genauso Indizien für energetische Schwächen im Körper.

Die TCM beschreibt dazu interessante Verbindungen zu Organen und zur Ernährung nach der TCM. Einige will ich Ihnen hier näher bringen. Selbstverständlich ist bei allen Augenproblemen eine ärztliche Untersuchung und Behandlung unumgänglich. Ernährung nach der TCM dient aber auch hier wunderbar als Unterstützung zu einer ärztlichen Therapie.

Wenn die Leber das Blut empfängt, können die Augen sehen ...

... steht in alten chinesischen Texten geschrieben. Die Leber ist nach der TCM für die "Lagerung" und Energetisierung des Blutes zuständig. Man kann sich das so vorstellen: Im Ruhezustand "sammelt" sich Blut in der Leber, das diese mit Qi versorgt. Wenn wir uns in Bewegung setzen, dann "schickt" die Leber das Blut in die Muskeln und Sehnen, damit diese durchblutet werden.

Gleichzeitig wird die Leber selber von eben diesem Blut genährt. Und sie nährt die Augen über dieses Blut. Ist die Leber von Blut gut genährt, dann heiß das in der Sprache der TCM: "gutes Leber-Blut".

Wenn also genügend "Leber-Blut" vorhanden ist, dann arbeitet die Leber gut, die Sehnen und Muskel arbeiten geschmeidig und auch die Augen sind ausreichend feucht - man sieht gut.

Man kann es sich übertragen so vorstellen, dass das Blut im Körper eine "Kühlfunktion" oder "Schmierfunktion" hat, ähnlich wie Wasser und Öl beim Auto. Ist das Öl zu wenig oder zu wenig Wasser im Kühler, läuft der Motor heiß.

Körperliche Schwerarbeit, lange Krankheit, Operationen, viele Geburten nacheinander, usw. strapazieren das Leber-Blut. Menschen, die körperlich schwer oder in der Nacht arbeiten, Extremsport betreiben, häufig in die Sauna gehen oder der Sonne (auch Sonnenstudios oder "in der Sonne liegen") ausgesetzt sind, trocknen ihr Leber-Blut aus. Leider gehören auch jene dazu, die täglich mehrere Stunden vor dem PC sitzen.

Wenn Sie sich zu einer dieser Menschengruppen zählen, dann ist es wichtig das Leber-Blut über die Ernährung zu stützen.

Die Leber reguliert aber nicht nur das Blutvolumen in Abhängigkeit mit der körperlichen Aktivität des Menschen, sie regelt auch das Blut der Menstruation.

So kann eine Verbindung zwischen Menstruationsproblemen und Augenproblemen hergestellt werden. In vielen Fällen konnten sich meine ehemaligen Klientinnen daran erinnern, dass ihre ständig trockenen Augen plötzlich besser wurden, als sie in die Menopause kamen.

Genauso ist es aber bei jungen Mädchen, die mit dem Einsetzen der Menstruation einen Schub Kurzsichtigkeit entwickeln. In diesem Fall lege ich besonderen Wert auf die Nährung des "Leber-Blutes" bei meinen Klientinnen.

Sonstige Ursachen

Abgesehen von der Leber haben aber auch noch viele andere Organe Einfluss auf die Augen. So gibt es in der Diagnostik der TCM auch die Augendiagnose. Ein auf Augendiagnose geschulter TCM-Arzt kann an Hand der Farben im Auge erkennen, wo energetisches Ungleichgewicht im Körper herrscht.

Zusätzlich zur Leber haben noch Herz, Niere, Lunge, Gallenblase, Blase und Dünndarm Einfluss auf die Augen. Niere und Herz haben (außer der Leber) den engsten Bezug. Viele chronische Augenerkrankungen (dazu zählt die TCM das Nachlassen der Sehkraft und trockene Augen) zeigen auch einen Mangel der Nieren-Energie. Das Herz und seine Lebenskraft zeigt sich im Schein und Glanz der Augen wieder, im sogenannten "Shen". Denken Sie nur an die stumpfen Augen eines fiebernden Menschen und im Gegensatz dazu an einen gesunden Menschen.

Vorbeugen ist besser als heilen

Ganz besonders empfehlenswert ist es natürlich, wenn Sie mit einer Veränderung Ihrer Ernährungsgewohnheiten beginnen, noch ehe sich Probleme mit den Augen manifestieren. Besonders dann, wenn Sie eine Frau sind (durch den **monatlichen Blutverlust** und eventuelle **Schwangerschaften**) oder eine der oben erwähnten Ursachen Sie betrifft. Ideal ist es natürlich auch, bei unseren Kindern darauf zu achten, denn ein gutes "**Gesundheits-Fundament**" baut sich am besten in der Kindheit auf.

Achten Sie darauf, dass Sie zur Leberzeit (1 - 3 Uhr früh) schlafen. Wenn das nicht geht, ruhen Sie in der leberschwachen Zeit (13 - 15 Uhr) auf der rechten Seite liegend. (Zumindest am Wochenende und im Urlaub.)

Ich habe Ihnen hier alles notiert, was die Leber nicht mag. Auf die energetischen Probleme im Bereich der Niere und des Herzens gehe ich in diesem Buch nicht ein, da sie einfach zu komplex sind.

Was die Leber nicht mag:

- Unterdrückte Emotionen (Ärger, Groll, Reizbarkeit)
- Übermäßiger Verzehr von fetten und "heißen" Speisen (Frittiertes, Alkohol, Scharfes ...)
- Zu wenig hochwertige Nahrungsmittel (Getreide, Gemüse, Fleisch, Nüsse, Samen ...)

Weitere Lebensmittel, die das Leberblut stärken:

Süßreis, Amaranth, Sesam, Pistazien, Sesamöl, Petersilienwurzel, Spargel, Rote Rübe, schwarzer Süßreis, Spinat, Fisolen, Avocado, Kohlsorten, Weintrauben, Huhn, Sardine, Austernpilz, Reiswein, Butter, Löwenzahn, Petersilie, u.v.a.m.

Eine komplette Liste "Wirkung der Nahrungsmittel" können Sie auf meiner Webseite downloaden: www.laspas.at/buch/nahrungsmittel.pdf

Notizen:

....

....

....

....

....

....

....

....

Blutdruck - aus Sicht der TCM

Ob niedriger oder hoher Blutdruck - wie immer gibt es bei der TCM die unterschiedlichsten Ursachen. Wie der Blutdruck beschaffen ist, muss erst einmal der Arzt regelmäßig messen. Die TCM kennt die Ausdrücke "hoher" und "niedriger" Blutdruck nicht. Man unterscheidet wie immer nach den Symptomen - kurzfristige Müdigkeit und Abgeschlagenheit, Mattigkeit und Schwindel oder chronische Müdigkeit können Zustände von niedrigem Blutdruck sein. Hoher Blutdruck zeigt sich eher durch Kopfschmerzen, Tinnitus oder Schweregefühl.

Hat Ihr Arzt Ihnen eine Therapie empfohlen? Mit der TCM-Ernährung können Sie diese besonders gut unterstützen.

Den Blutdruck, wie ihn die westliche Medizin kennt, kennt die Traditionelle Chinesische Medizin nicht. Wohl aber wird während der TCM-Puls-diagnose eine gewisse Art des Blutdruckes beobachtet (gefühlt), nämlich wie und in welcher Form das Blut an den Handgelenken zu spüren ist.

Gefühlt wird der Puls an je drei Stellen auf beiden Handgelenken. Chinesische Spezialisten auf diesem Gebiet können sogar eine Schwangerschaft fühlen, die mit einem herkömmlichen Test noch nicht nachweisbar ist.

Hier möchte ich Ihnen gerne einen kurzen Überblick geben, wie die TCM niedrigen und hohen Blutdruck unterscheidet und Ihnen einige Tipps zur Selbsthilfe mit auf den Weg geben.

Niedriger Blutdruck - "allgemeine Schwäche" oder "Energiemangel"

Wenn Sie sich schlapp fühlen, ständig, oder zu bestimmten Zeiten, müde oder schwindlig sind, könnte das auch von einem Qi-Mangel im Erdelement, genauer gesagt im Bereich der Milz kommen.

Durch langfristige Ernährungs- und Lebensfehler kommt es im Laufe des Lebens leicht zu einem Energiemangel in der Milz. Sie kann dann nicht mehr zu 100 % ihrer Arbeit nachgehen - unter anderem leidet langfristig auch die Blutproduktion dadurch.

*(Lesen Sie dazu bitte die Kapitel "**Unser Verdauungsfeuer**")*

Unter den Ausdrücken der einzelnen Organe, hier also "Milz", versteht die TCM nicht nur das Organ alleine, sondern auch das dazugehörige Meridiansystem. Das erklärt, warum Menschen auch ohne bestimmte Organe, z. B. Gallenblase oder Milz weiterleben können. In diesem Fall arbeitet das Meridiansystem alleine.

Verspüren Sie aber chronische Müdigkeit, dann fehlt eventuell auch dem Hauptenergiespeicher im Körper (Niere) etwas Wärme. Je nach Symptom gibt es nun unterschiedliche Lebensmittel, die Ihnen wieder Energie zuführen. Zusätzlich hat es sich auch noch als Vorteilhaft erwiesen, wenn Sie Ihren Lebensstil überdenken.

Vermeiden Sie: Kaffee, rohes Obst und Gemüse sowie kalte Speisen, Fruchtsäfte, Designergetränke, ein Übermaß an Milchprodukten und unregelmäßige Ernährung, zusätzlich auch die Feuchtigkeitsmacher (dazu siehe Kapitel: "**Unser Verdauungsfeuer**")

Probieren Sie: Gekochte, gedünstete Nahrung, z. B. lange gekochte Eintöpfe. Ideale Lebensmittel sind Wurzelgemüse (Karotten, Fenchel, Kartoffeln ...), Walnüsse, Maroni, Datteln, Rosinen, Reis, Mais, Hirse, Hafer - als Gewürze etwas Ingwer, Pfeffer, Zimt - achten Sie dabei bitte immer darauf, dass Ihnen nicht zu heiß wird!!

Erhöhter Blutdruck:

Hat Ihr Arzt "erhöhten" oder "hohen" Blutdruck festgestellt und Ihnen eventuell auch Medikamente verordnet, dann ist es nun ganz besonders wichtig, Ihre Ernährung diesem energetischen Zustand anzupassen. Der erhöhte oder hohe Blutdruck kennt in der TCM mehrere Ursachen - zum Einen kann auch hier ein energetisches Ungleichgewicht der Milz Ursache sein. Zum Anderen eines der Nieren, aber auch eine Störung im Energiefluss der Leber.

Wichtig ist hier auf alle Fälle Ernährung, die die Mitte (Magen und Milz) stärkt. *(Lesen Sie dazu bitte die Kapitel "**Unser Verdauungsfeuer**", "**Basisernährung**" und "**Warmes Frühstück**")*, allerdings müssen Sie alle Gewürze weglassen, die Hitze machen. Denn Ihr energetisches Ungleichgewicht ist durch zu viel Hitze (aus der Nahrung, der Lebensweise, etc.) entstanden. Auch eine länger andauernde Belastung an Emotionen (**Wut**, Ärger, **Stress**, emotionale Belastungen) können innere Hitze erzeugen. Alkohol ist ein weiterer Faktor, und zu viel Salz über Jahre mag auch seine Wirkung tun.

Vermeiden Sie: Kaffee, heiße und warme Gewürze (z. B. Chili, Ingwerpulver, scharfer Paprika), Alkohol, Salz, scharfe Gewürze und Speisen- besonders rohen Knoblauch, aber auch bittere Nahrungsmittel, z. B. Tee, Kaffee ...

Probieren Sie: Gekochte, gedünstete Nahrung, z. B. lange gekochte Eintöpfe - alles mundwarm gegessen. Kompotte, gedünstete Gemüse mit etwas Essig oder Zitronensaft. Ideale Lebensmittel sind auch hier Wurzelgemüse (Karotten, Fenchel, Kartoffeln ...), Spinat, Stangensellerie,

Löwenzahnsalat, Weintrauben, Birnen, Äpfel, Rosinen, Reis, Hirse, Weizen, Dinkel. Meist hat sich auch eine Fleischkarenz von sechs Wochen als Wohltat erwiesen!

Ruhen Sie sich öfter aus, entspannen Sie sich zwischendurch, gehen Sie ins Grüne, bewegen Sie sich (in Maßen) mehr. Kultivieren Sie das Nichtstun - holen Sie sich Rat und Tat von Fachleuten.

Notizen:

....

....

....

....

....

....

....

....

....

....

....

....

....

....

....

....

....

....

Durchfall und andere Magen-Darm-Geschichten im Sommer

Montezumas Rache muss nicht sein

Endlich in den Ferien. Der tägliche Arbeitsstress liegt hinter und die langersehnten Urlaubstage vor uns. Nichts kann das Idyll trüben - nichts?

Gerade bei Reisen in südliche Gegenden kann es plötzlich von einer Stunde auf die andere zu Übelkeiten, Schwindel und Durchfall kommen. Was ist geschehen?

Prinzipiell gilt für alle Arten von Erkrankungen: Suchen Sie einen Arzt auf und klären Sie Ihre Symptome mit ihm ab. In fremden Ländern (besonders außerhalb Europas) leben unserem Darm fremde Bakterien, die Durchfälle auslösen können. Also nehmen Sie die Anzeichen Ihres Körpers nicht auf die leichte Schulter.

Viele dieser plötzlichen Beschwerden kommen manchmal auch von massiver Unterkühlung. Damit es im Urlaub nicht dazu kommt, gibt es von der TCM einige Ernährungstipps.

Sobald es heiß wird, greifen viele Menschen ausschließlich zu Salaten und rohem Obst. Sie trinken eisgekühlte Getränke, schlecken täglich Eis und kommen den ganzen Tag mit Wasser in Kontakt. Nasse Badeanzüge, nasse Haare und häufiges Duschen.

Zudem schläft der Mensch bei extremer Hitze auch nicht so tief und kann daher im Schlaf nicht so viel an Energie tanken wie in kühleren Jahreszeit. All das schwächt hauptsächlich unser "Erdelement" ganz intensiv.

Der Körper leistet Schwerarbeit

Kalte und rohe Nahrungsmittel, die im ersten Moment vielleicht als Kühlung empfunden werden, stellen sich als äußerst energieraubend heraus. Spätestens nach zwei Wochen einer Hitzeperiode bemerken wir, dass wir immer schlapper werden.

Was ist da geschehen?

Alle Lebensmittel und Getränke, die wir roh oder kalt zu uns nehmen, muss unser Magen erst einmal auf Körpertemperatur aufwärmen - das kostet Energie. Wenn es heiß ist, dann braucht der Organismus sowieso mehr an Energie, um den Körper kühl zu halten. Zusätzlich noch ständig den Mageninhalt "zu kochen", ist eine unnötige Plage. Nach einigen

Wochen Hitze leeren sich unsere Energiespeicher, der Organismus beginnt Einsparungsmaßnahmen zu suchen - die einfachste ist, den Mageninhalt nicht mehr ganz aufzuwärmen.

So rutscht der kalte (rohe) Mageninhalt tiefer und unterkühlt ständig unser Verdauungssystem. Diese Kälte kann nun unter Umständen den Energie-fluss stören - was Übelkeit, Schmerzen oder Durchfall auslösen kann. Aber es kommt auch nicht immer gleich zu einem Energiestau. Manchmal wird der zu kalten Nahrungsbrei einfach unzureichend "entwässert" - Feuchtigkeit lagert sich ein. Feuchtigkeit kann ebenso die Energie blockieren. Langfristig führt sie zu Übergewicht. (Lesen Sie dazu bitte die Kapitel "**Unser Verdauungsfeuer**")

Vorbeugen ist wichtig

Wenn wir also unseren Körper bei seiner Schwerarbeit im Sommer unterstützen möchten, dann können wir folgende Ernährungstipps in die Praxis umsetzen:

Generell achten wir im Sommer darauf, gekochte, aber eher kühlende Nahrung zu uns zu nehmen oder zu mindestens rohe mit gekochter zu mischen. Mindestens zwei, bei bestehendem Übergewicht empfehle ich immer drei, gekochte Mahlzeiten pro Tag. Diese dürfen nicht heiß, aber auch nicht zu kalt gegessen werden. Sie sollten eine gerade angenehme Essenstemperatur haben.

Wir passen auf, nicht zu viel Kälte zuzuführen und unseren Körper zu stark zu unterkühlen. Nach einem langen Tag im Bad, wo wir ausgiebig im kühlen Wasser waren, sollten wir am Abend etwas Wärme über warme Nahrung zuführen. Hier noch ein Eis zu essen kann unter Umständen zu Kälteblockaden mit Übelkeit und Durchfall führen.

Wer die Möglichkeit hat, soll frisches Obst und Gemüse
- noch sonnen-warm - direkt von der Pflanze essen.

Alternativ dazu kann man aber auch Obst vor dem Genuss etwas in die Sonne legen, um es mit Energie "aufzuladen". In tropischen Gegenden greifen Sie zu Obst mit Schale (Orangen, Ananas, Mangos ...), das kühlt von innen.

Mein Tipp:
Zusätzlich zu den Mitteln, die Ihnen Ihr Arzt für Ihre Urlaubsapotheke empfiehlt, können Sie noch eine Ingwerwurzel, Kamillentee, einen Waschlappen und ein Küchenplastiksackerl einpacken.

Erste Maßnahmen sind, nachzudenken, was man in den letzten Tagen/Stunden gegessen und getrunken hat. Was das überwiegend Rohes und Kaltes, dann kann man bei plötzlich auftretender Übelkeit ein Stückchen Ingwer kauen.

War der Magen unterkühlt, dann bessert sich die Übelkeit. Bei Kindern genügt es schon, wenn sie an der Scheibe riechen oder einmal daran lecken.

Kamillentee kann wichtig werden, wenn Sie längere Zeit einheimische scharfe Küche genossen haben und Magendrücken oder Kopfschmerzen bekommen - oft hilft der Kamillentee, diese innere Hitze zu löschen.

Der Waschlappen hat mir schon oft gute Dienste als Wärmeflasche bei Kindern geleistet - sollte sich wirklich große Kälte im Magen oder Darm breit machen, tut ein warmer Umschlag gut. Dazu übergießt man den Waschlappen mit heißem Wasser, drückt ihn aus und gibt ihn in den Plastiksack - Fertig ist ein "Notthermophor".

Bei all diesen Hausmitteln gilt natürlich: Probieren Sie das Mittel aus, aber wenn es Ihnen nicht angenehm ist und die Beschwerden sich nicht bessern, dann suchen Sie einen Arzt auf, denn oft verbergen sich hinter Übelkeit und Schmerzen ernste Erkrankungen.

Notizen:

....

....

....

....

....

....

....

....

Diabetes

Wie mit Honig gesüßt

Diabetes, auch Zuckerharnruhr genannt, wurde wie viele andere Erkrankungen bereits im Altertum beobachtet und beschrieben (1500 v. Chr. in Ägypten). Auch Aufzeichnungen aus dem arabischen und chinesischen Raum berichten von Menschen, die ständig von Durst gepeinigt waren, Unmengen an Wasser tranken und viele Liter Urin ausschieden.

In der klassischen TCM gibt es keine Diabetes. In China litt man nie unter dieser Krankheit (erst in letzter Zeit gehört Diabetes auch in China zu den Wohlstandskrankheiten). Jja, man kannte sogar das Organ Bauchspeicheldrüse nicht.

Diabetes gehört in jedem Fall ärztlich behandelt. Eine Umstellung auf die TCM-Ernährung ist als ideale Ergänzung zu einer ärztlichen Therapie zu sehen, besonders, wenn Ihnen eine Gewichtsabnahme empfohlen wurde.

*(Lesen Sie dazu bitte die Kapitel "**Unser Verdauungsfeuer**", "**Basisernährung**")*

Welche Ursachen hat Diabetes aus Sicht der TCM?

Klassische Auslöser für Diabetes gibt es nicht - denn die TCM geht dabei nicht nach den westlichen Unterscheidungskriterien mit unterschiedlichen Diabetes Typen. Bei der TCM ist - wie immer - der einzelne Mensch mit seinen Symptomen ausschlaggebend. Auf Grund dieser Symptome wird nach dem möglichen Auslöser gesucht.

Dieser ist meist ein Qi- und ein Yin-Mangel. *(Dazu lesen Sie bitte die Kapitel "**Unsere Lebensenergie**" und "**Yin und Yang**".)*

Dieser Qi- und Yin-Mangel kann aber auch schon angeboren sein - wie in Fällen von Diabetes bei Kindern zu sehen ist. Wie bei allen anderen Krankheiten sind auch bei Diabetes - wenn nicht angeboren - Ernährungsfehler, emotionale Belastungen und äußere Faktoren die wesentlichen Auslöser.

Wie kommt es zu Diabetes?

Dies ist ein komplexer Vorgang, der bei jedem Menschen anders abläuft. Hauptsächlich beginnt eine Belastung des Erdelementes (über Jahre) - wenn nicht angeboren - mit unregelmäßiger Nahrungsaufnahme, zu viel

Fett, Zucker, heiße Nahrungsmittel und Gewürzen, sowie Alkoholgenuss, kalten und rohen Nahrungsmitteln - oder Emotionen und Umwelteinflüssen.

Diese Lebensweise/-umstände behindern die Umwandlung von Feuchtigkeit einerseits (wobei Übergewicht entstehen kann), die Zunahme von Hitze andererseits.

Das scheinbare Paradoxon erklärt sich nach der TCM so: Das Qi im Körper kann zu viel an Feuchtigkeit nicht mehr bewegen, daher wird sie nicht "verdampft", sondern eingelagert. Die verdampfte Feuchtigkeit sollte aber das Blut nähren und kühlen. Wird das Blut nicht genährt, "trocknet" es aus und läuft heiß - kann den Körper nicht mehr kühlen. Besonders macht sich diese fehlende Kühlung in Augen, auf der Haut, in der Lunge und der Niere bemerkbar. Der Körper reagiert mit übermäßigem Hunger und Durst. Wobei mit herkömmlicher Ernährung und Wasser weder das eine noch das andere ausreichend befriedigt werden kann.

Aber nicht nur die Ernährung trägt zum Entstehen von Diabetes bei. Emotionale Belastungen, die über lange Zeit anhalten, sind nicht minder "wirksam". Das kann eine unbefriedigende Partnerschaft sein, eine belastende Situation im Beruf oder Familie, der man über Jahre nicht entgehen kann. Es kann natürlich auch Emotionen betreffen, denen Kinder (über die Mutter, z. B. plötzlicher Verlust während der Schwangerschaft ...) noch vor der Geburt ausgeliefert sind.

Auch diese emotionalen Faktoren behindern den Qi-Fluss. Dieser kann sich in einer Stagnation des Leber-Qi's äußern. Von da geht der Kreislauf weiter: Innere Hitze entwickelt sich, die das Yin in Magen und Lunge verbraucht.

Veränderte Ernährung und Lebensweise nach der TCM:

Nach der ärztlichen Diagnose "Diabetes" bzw. schon bei den ersten Alarmzeichen, ist es besonders angezeigt, seinen bisherigen Lebensstil zu durchleuchten. Die besten Resultate sind erzielt worden, wenn man wirklich jeden der Faktoren aufstöbert - sich also bewusst macht - und verändert. Zusätzlich zur westlichen Therapie, die Sie von Ihrem Arzt bekommen haben, können Sie damit viel bewirken und vor allem die Spätschäden hinauszögern.

Bei allen Veränderungen sollte man sich eine gewisse Lebensfreude erhalten. Die "neue" Lebensweise und Ernährung sollen Spaß machen und gut schmecken! Ganz besonders kontraproduktiv sind in diesem Zusammenhang herkömmliche Diäten, um Ihr Körpergewicht zu reduzieren.

Ihr Körpergewicht wird sich - wenn Sie sich einige Monate nach den Prinzipien der TCM ernähren und leben - ganz von alleine regulieren.

Was Sie dabei besonders beachten sollten ist:

Vermeiden Sie im Übermaß:
- Süßes
- Fettes
- heiße Gewürze
- Gegrilltes und Gebratenes
- kalte und rohe Gemüse und Obstsorten (z. B. Zitrusfrüchte im Winter)

Zusätzlich beachten Sie und trachten zu vermeiden:
- Bewegungsmangel
- Stress
- Quellen der Aussichtslosigkeit, fehlende Zukunftsperspektive, Ärger

Notizen:

....

....

....

....

....

....

....

....

....

....

Entschlacken: Beflügelt durch innere Reinigung

Mit dem Frühjahr kommt auch die ideale Zeit, seinem Magen-Darm-System eine Zeit der Ruhe zu gönnen. Wenn die Natur wieder erwacht und alle Säfte sprießen, dann fühlt man sich wunderbar leicht und munter, wenn man eine Reinigungskur gemacht hat.

Der richtige Zeitpunkt für einige Tage innere Reinigung ist daher die Zeit, wenn es beginnt warm zu werden, aber noch nicht alle Pflanzen blühen. Wichtig ist auch, dass man sich gesund und voller Energie fühlt und einige Tage seine Verpflichtungen "abgeben" kann. Eine "Kur" zwischen Arbeit, Haushalt und Kindern abzuhalten, schadet mehr als sie nützt!

Durch unsere Ernährung, die kalte Jahreszeit und ungenügende Bewegung bleiben mehr Ablagerungen im Darm liegen als notwendig. Mit gezielter Anleitung und persönlichem Plan gelingt es jedem, diese notwendige Entlastung für seinen Körper zu schaffen.

So kommt Schwung in den Darm und ins Leben

Die Traditionelle Chinesische Medizin erklärt lange Fastenkuren als eine schwächende Prozedur, die möglichst selten angewendet werden sollte. Menschen, die sich auf die eine oder andere Art ungesund ernähren, können aber sehr wohl im Frühjahr einige Tage der "Mäßigung" einhalten.

Die "Mäßigung", die ich da anspreche, ist kein Hungern, sondern eine bewusste Einschränkung, während der ich dem Darm die Möglichkeit gebe, zu rasten und Altlasten auszuscheiden. Gleichzeitig ist aber auch die geistige "Mäßigung" - ein zur Ruhe kommen dabei wesentlich und wichtig. Hier finden Sie nun die Art der inneren Reinigung, die keine Hungergefühle aufkommen lässt.

In der Kürze liegt die Würze

Die "innere Reinigung" nach der TCM geht sehr einfach und sollte nicht zu lange dauern. Je nach Typ kann man mit Saft (eher selten), Gemüsesuppe oder Getreide entschlacken. Ich empfehle vorrangig die Getreidekur (siehe Anleitung weiter unten), zum Beispiel Hafer, Naturreis oder Grünkern. Eine ideale Kurdauer ist für "Neueinsteiger" drei Tage, davor zwei Tage zum Vorbereiten und danach mindestens zwei Tage zum Ausklingen.

Achten Sie auch darauf, Ihren Darm in Funktion zu halten. Unwohlsein oder Kopfschmerzen am ersten Tag können von ungenügender Darmentleerung oder zu wenig Trinken kommen. Wer Medikamente nimmt oder sich sonst nicht ganz wohl fühlt, der sollte mit seinem Arzt über die geplante Kur sprechen.

Viel Schlaf, Bewegung, Bauchmassagen, Leberwickel, Ruhe und Entspannung und andere Tipps unterstützen den Körper bei seiner Arbeit.

Hunger brauchen Sie bei der Getreidekur nicht zu leiden. Sie können vom Getreide essen, so viel Sie wollen. Überhaupt sollen diese Tage keine "Strafe" sein, nehmen Sie sich einigen Tage "frei" von Pflichten und umsorgen Sie sich. Machen Sie (wenn möglich) nur, was Ihnen Spaß macht.

Nutzen Sie das Prinzip:

Das Äußere spiegelt das Innere

... und ändern Sie auch im Außen etwas!

Die Entschlackungsvorgänge im Körper kann man sehr gut beeinflussen, wenn man die Zeit der Kur auch dazu nützt, in seinem Kleiderschrank, Dachboden und Keller auszumisten. Ideal wäre natürlich, die ganze Wohnung von Dingen zu befreien, die man schon lange nicht mehr braucht.

Gerade für Mensch, die öfter von Verstopfung geplagt werden, ist das Weggeben und Verabschieden von nicht mehr gebrauchten Gegenständen manchmal die Lösung des Problems. Die chinesische Philosophie besagt, dass das Element "Metall", dem der Dickdarm zuzuordnen ist, von "Enge" und "Fülle" belastet wird, die notwendige Energie kann nicht fließen.

Probieren Sie es einfach aus - wenn Sie Platz schaffen für Neues, wird auch Neues kommen. Neue Arbeit, neuer Schwung und viel Energie!

Um zu erkennen, welche Getreidesorte für Sie ideal ist, machen Sie doch einfach den **Yin-Yang Test** in Kapitel "Yin und Yang". So sehen, Sie, ob Sie eher wärmenderes oder kühlenderes Getreide brauchen. (Die Infos über die Thermik der unterschiedlichen Getreidesorten finden Sie auf der **Nahrungsmittelliste im Download.**)

Anleitung für die Getreidekur:

1 -2 Vorbereitungstage einplanen:
Kein Eiweiß mehr und gedünstetes Obst, Gemüse, Getreide.

Getreidekur:
- Hirse (stärkt auch die Nieren)
- Hafer (wärmt, wenn einem leicht kalt ist) Grünkern (wärmt, stärkt die Leber) Vollkornreis (klassische Methode)
- Zu kühl könnten sich Dinkel und Weizen auswirken.

Grundrezept:
Getreide im Verhältnis 1:3 mindestens 1 Std. (besser länger) kochen lassen, eventuell noch Wasser dazugeben, damit es richtig schön quellen kann. Überschüssiges Getreidewasser kann man trinken. KEIN Salz bei der Kur. Möglich sind frischen Kräuter (z. B. Bärlauch, Löwenzahn).

Kurdauer: 3 Tage zu Beginn, später 6, 9 oder 12 Tage möglich.

Während der Kur:
- Darm immer in Funktion halten.
- Einlauf (Irrigator - körperwarmes Wasser oder Kamillentee)
- Leberwickel (warmes Tuch auf Leber)
- Ausreichend Bewegung machen, aber keinen Extremsport (z. B. Tai Chin, Qi Gong, Yoga)
- Mehrmals täglich mit Basenbad oder Steinsalz duschen (baden), man scheidet Schlacken besser aus.
- Abschrubben
- Einölen
- Fußbäder mit Wacholder (bei Kälte)
- Ruhe
- Gute Literatur oder einfach nichts tun
- evtl. Tagebuch schreiben
- evtl. 1/2 TL Honig essen bei Schwäche
- früh schlafen gehen, viel schlafen
- Wärmeflasche auf den Bauch legen
- Jeden Ärger und Stress meiden

Mögliche Tees: Pfefferminze, Schafgarbe, Kümmel, Fenchel, Brennessel- oder Birkenblättertee

Danach einige Tage als Aufbautage:

Weniger essen, langsam aufbauen (Gewürze, Salz ...), Suppen, Kompotte, Selbstgekochtes, weniger Salz, als Sie gewöhnt sind, keine Kunstprodukte ...

*(Basisrezepte finden Sie im Anhang "**Nützliches**")*

Erkältung? - Nein danke!

Fit durch die kühle Jahreszeit

Eigentlich war es ein Abend wie immer. Vielleicht aßen Sie etwas später als sonst. Nichts Außergewöhnliches. Doch der Morgen war anders. Obwohl Sie 8 Stunden geschlafen haben, sind Sie beim Aufstehen noch müde. Müde schleppen Sie sich durch den Tag, gegen Mittag kratzt der Hals, etwas später steigt schon der Taschentuchverbrauch. Was ist da passiert?

Warum ein nasser Tennisball nicht so gut springt

Stellen Sie sich einen Tennisball vor. Der springt sehr gut, solange er trocken ist. Lag er aber einige Zeit im Wasser, ist es aus mit seiner Springfreudigkeit. Feuchtigkeit lässt auch unsere Springfreudigkeit" verpuffen. Überschüssige Feuchtigkeit kann unser Körper nicht mehr über Harn und Darm ausscheiden, die Nase beginnt zu rinnen. Jetzt noch ein kalter Wind und schon hinkt man mit Hexenschuss dahin, der Nacken oder der Hals schmerzt. Die nächste Verkühlung ist da.

Wenn draußen die kalten Nebelschleier wabern und feuchtkalter Schnee fällt, dann haben wir schon viel Feuchtigkeit um uns. Normalerweise kommt unser Organismus sehr gut zurecht, doch oft führen wir ihm viel zu viel Feuchtigkeit über die Ernährung zu. Das erschwert seine Arbeit unnötig. Feuchtigkeit von innen und außen macht unseren Körper anfällig für Wind, Wetter und Krankheiten.

Meiden Sie also die "Feuchtigkeits-Tankstellen"!

Zitrusfrüchte, Mich- und Milchprodukte (besonders wenn sie eiskalt aus dem Eiskasten kommen) und Zucker führen unserem Organismus Feuchtigkeit zu. Daraus entsteht Schleim. Daher ist es besser, besonders im Winter diese Nahrungsmittel einzuschränken oder gar zu meiden. Achten Sie auf sich und essen Sie warme, gekochte Speisen.

Wie man sonst noch vorbeugen kann

In der kalten Jahreszeit braucht unser Körper wärmende Kost, um das Klima im Außen auszugleichen. Vermeiden Sie kühle Getränke und rohe Nahrungsmittel, wie Salate und Obst in großen Mengen. Doch: Vertrauen Sie unserer Mutter Natur. Sie lässt Obst und Gemüse dort und zu der Zeit reifen, wo es unserem Organismus am besten bekommt. Also sind die idealen Obst- und Gemüsesorten für den Herbst/Winter: Kürbis, Maroni, Wurzelgemüse, Weintrauben, Zwetschken, Äpfel und Birnen, später dann Lauch, Kohlgemüse, Erdäpfel und Karotten.

Dünsten Sie Gemüse und Obst leicht an und wärmen Sie es schon im Kochtopf vor. Kompotte und Trockenobst haben jetzt Hochsaison! Je kälter und feuchter es draußen wird, desto öfter können Sie eine Mahlzeit aus dem Backofen servieren. Aufläufe aller Art mit Getreide und Gemüse sind einfach und zeitsparend zu kochen, und man kann sie auch gut ins Büro mitnehmen.

Zusätzlich sind jetzt wärmende Gewürze angesagt, Fenchel, Kümmel, Pfeffer und Ingwer, um nur einige zu erwähnen. Bei den Gewürzen verwenden Sie zu Beginn weniger und spüren Sie in sich hinein, wann es genug ist. Denn in der TCM gibt es keine allgemeinen Lösungen, jeder Mensch ist einzigartig.

Früherkennung - unsere Ausscheidung beobachten

Der amerikanische TCM-Kinderarzt Bob Flaws schreibt in seinem Buch "Chinesische Heilkunde für Kinder" *(siehe **Buchtipps**)* über die Entstehung von Erkältungskrankheiten bei Kindern (und das gilt natürlich auch für Erwachsene!) folgendes:

"Ein breiiger Stuhl ist das erste Anzeichen, dass das Kind auf Grund falscher Ernährung krank wird. Meist sind Zucker, Süßigkeiten, Obstsäfte, fette, ölige Speisen oder auch kaltes Essen oder Getränke aus dem Kühlschrank die Übeltäter. Sollte also der Stuhl breiig werden, weil es zu viel von diesen Speisen genossen hat, muss man als erstes diese Nahrungsmittel aus dem Speiseplan streichen.

Ist einem der breiige Stuhl als erstes Indiz einer möglichen Erkrankung nicht aufgefallen, ist das zweite Alarmsignal oftmals eine vermehrte Absonderung in der Nase ...

... und daraufhin ernährungsmäßig eingreifen: gekochte und warme Speisen, auf keinen Fall zuckerhaltige Lebensmittel, Süßigkeiten, Milchprodukte oder rohe, kalte oder eisgekühlte Speisen ..."

Was für unsere lieben Kleinen gilt, gilt natürlich auch für uns Große. Beobachten Sie die Feuchtigkeit in Ihrer Ausscheidung - so können Sie regelnd "eingreifen" und die Feuchtigkeitstankstellen in Ihrer Ernährung für einige Tage meiden.

Erste Hilfe in Sachen "Schnupfen"

Sobald Sie die ersten Anzeichen einer Erkältung spüren, trinken Sie eine Tasse heißen Ingwertee. Eine Scheibe frischen Ingwer mit Wasser aufkochen und ziehen lassen, sehr warm getrunken, hat schon öfter mal das "Übel" abgewendet.

Meiden Sie in dieser Zeit alles Rohe, Kalte und Saure sowie Fleisch. Stärken Sie Ihr Verdauungsfeuer mit warmen Getreidemahlzeiten und gedünstetem Gemüse.

Hat sich die Hitze schon in den Kopf geschlagen? Und drückt oberhalb der Augen? Dann ersetzen Sie den Ingwertee mit "Gerstenwasser". Einen Esslöffel Gerste auf ca. 2 l Wasser mindestens 20 Minuten simmern lassen, bei Bedarf Wasser nachgießen. Absehen, lauwarm trinken.

Auch hier stützen Sie Ihren Organismus mit warmen Getreidemahlzeiten und gedünstetem Gemüse und meiden weiterhin alles, was sauer, kalt und roh ist.

Kommt Fieber hinzu, dann lassen Sie Ihre Erkältung vom Arzt abklären. Solange der Magen in Ordnung ist, können Sie das Fieber mit Birnensaft kühlen. 4 - 5 entkernte und geschnittene Birnen auf 2 l Wasser, ca. 20 Minuten simmern lassen, absehen, kühl trinken.

Regelmäßig verkühlt?

Sind Sie oft und regelmäßig verkühlt, dann zeigt sich hier eine allgemeine Qi- Schwäche oder eine im Metallelement. Versuchen Sie Metall in Ihrer Umgebung zu vermeiden, legen Sie Ihren Schmuck ab, bringen Sie Grünpflanzen neben Ihren PC.

Achten Sie jetzt besonders auf wärmende Ernährung, die Ihr Erdelement stärkt. Im Kreislauf der Elemente ist das Erdelement die Mutter des Metalls, sie versorgt es mit Energie.

Zusätzlich stärken folgende Lebensmittel Ihr Metallelement:

Mandeln, Rosinen, Weintrauben, Ingwer (Vorsicht vor zu viel, Ingwer ist heiß!), Weißer Rettich, Reis, Champignon, Hafer, Erdnuss, Sellerie, Karotte, Bohnenkraut, Thymian, Rosmarin, Ysop...

Mein Tipp:
Eine komplette Liste "Wirkung der Nahrungsmittel" können Sie auf meiner
 Webseite downloaden: ***www.laspas.at/buch/nahrungsmittel.pdf***
Achten Sie dabei auf die Lebensmittel, bei denen Lu (Lunge) steht.

Ich beobachte mich und
verstehe dadurch die anderen.
Lao-Tse

Freude, der Wegweiser auf unserem Lebenspfad

Freude ist die natürliche Emotion des Herzens. Sie ist pure Lebenskraft, sie ist das Feuer, das uns treibt, die Kraft, die uns Menschen zu Menschen macht. Wenn wir uns freuen, dann fließt unsere Lebensenergie ungehindert und frei, wir stehen in Verbindung mit unserer Seele und unserer Umwelt.

Freude ist ein sicheres Zeichen dafür, dass wir uns auf dem richtigen Weg befinden.

Freude ist eine der Emotionen, die unsere Kultur nur scheinbar bedingt zulässt. Wer sich freut, der darf das in der Öffentlichkeit zeigen. Aber bitte nicht zu viel und nicht zu überschwänglich. Schon wird man schräg beäugt: "Was hat denn der/die da zu lachen?" Traurig, aber wahr, sind wir gefühlsmäßig verstümmelt. Durch die Kapitel über Gefühle nach der TCM möchte ich auch Ihnen Mut machen, Ihre Gefühle zu leben, sie bewusst zu spüren und sie auch wieder gehen zu lassen.

Freude liegt nicht nur im Tun von Dingen oder Aufgaben. Freude liegt im Leben selbst. Einfach in der Sonne zu sitzen, kann schon ein Augenblick tiefer Freude sein. Genießen wir die kleinen Freuden, dann werden wir nicht ständig auf der Suche nach den großen sein, die viele von uns in Kaufhäuser zu finden versuchen.

Die größte Freude findet sich meist im Augenblick der Ruhe, wenn der Alltag rings um uns zum Stillstand kommt, wenn wir uns ausklinken und dem Leben lauschen. Dann spüren wir sie - die Freude am Leben.

Elixier des Lebens

Wir werden lebendig, unser Herz glüht still im Lebensfeuer, unsere Augen leuchten. Glück zu fühlen, gehört auch zum Gefühl der Freude. Es ist ein Gefühl, das "Ja" zu unserem Leben sagt. Freude und Glück erfüllen unser Herz mit Energie und geben uns Kraft für den Tag.

Wenn wir uns verlieben, dann spüren wir diese Kraft ganz eindeutig - doch wir müssen nicht immer auf die Liebe warten (auf einen Menschen, der es uns ermöglicht, Freude zu empfinden). Wir können unsere Freude und unser Glück auch in unserem Alltag finden, ja wir sind sogar selbst verantwortlich für unsere Freude!

Freude lässt uns im Einklang mit unserer Seele schwingen, wir fühlen uns eins mit dem höheren Selbst, dem Universum, dem ganzen Sein. Wir vertrauen, dass alles seine Richtigkeit hat und leben im Einklang mit unseren Gefühlen. Freude aus tiefstem Herzen ist das Elixier des Lebens.

Zuviel Freude schadet dem Herzen

Gleich einem Paradox klingt es nun, wenn ich schreibe, dass übermäßige Freude auch dem Herzen schaden kann. Denn natürlich, wie bei allen anderen Emotionen, gibt es auch eine Freude, die unser Herz schädigt.

Alles in der Natur drängt zu einem ständigen Ausgleich, einer Situation, in der beide Schalen einer Waage gleich gefüllt sind. Niemals soll über längere Zeit eine Waagschale zu viel belastet sein.

Bei der "übermäßigen Freude" ist nicht die ruhige, stille Freude gemeint, sondern das Übermaß an Lachen, Rausch und Feste feiern. Die Lust, die sich über unsere Kraft hinweghebt und das Feuer im Herzen verzehrt.

Es ist ein Zuviel an Lust und Erregungen, das Hitze macht, die den Geist und das Herz schädigt. Also das exzessive Partyfeiern, das sich über Monate zieht. Nicht das "einmal unausgeschlafen sein" und verkatert aufwachen macht Probleme, sondern das Übermaß der Dinge. Der tägliche "Zieher" - wie es auf gut wienerisch heißt, der jahrelang dauert.

Sommer ist die Jahreszeit des Herzens und der Freude nach der chinesischen Philosophie, zugeordnet dem Feuerelement. Mit seinen langen Tagen bietet uns der Sommer ja auch das "Feuer" zum Feiern und zur Freude. Wir brauchen weniger Schlaf und lachen leichter, als wenn uns die Kälte das Gesicht eingefroren hat.

Doch am Ende des Sommers haben wir unser Yang verbraucht, auch das Yang der Natur zieht sich im Herbst zurück. Spätestens dann kommt die Zeit, in der wir uns wieder für eine Weile zurücknehmen sollten, um Energien zu tanken für die nächste Saison. Doch damit gehen wir im Westen nicht konform mit unserem Lebenswandel.

Wir spüren zwar, dass wir uns gerne zurückziehen möchten, aber wir geben dem Gefühl nicht nach. Freunde, Konventionen, Verpflichtungen machen uns zum Hamster im Rad. So machen wir einfach weiter und spenden unser Yang in großem Stil. Energielosigkeit, Müdigkeit bis hin zur Depression sind dann die Auswirkungen nach Jahren. Wir haben mehr ausgegeben als eingenommen. Eine einfache Rechnung.

Kummer, der Gegenspieler der Freude

Freude ist die natürliche Emotion des Herzens. Ihr Gegenspieler ist der Kummer. Kummer legt sich wie ein nasser Mantel über unser Gemüt und erstickt die Freude. Lang anhaltender Kummer nimmt dem Herzen sein Feuer. Und obwohl wir bei allen Emotionen nur von emotionalen oder energetischen Eindrücken reden, beeinträchtigen sie doch am Stärksten unser Wohlbefinden.

Jede Emotion, die lange anhält, lässt das Qi, die Lebensenergie, stagnieren. Und letztendlich macht sich das im Körper bemerkbar.

Wer ein feuriges Herz hat, ein Herz, das in seiner vollen Energie steht, ist ein Mensch, der lachen kann und es gerne und oft tut. Fehlt es an Energie im Herzen, so zeigt der Mensch sich voller Kummer und Gram, ist ständig besorgt, furchtsam und ängstlich.

In einem unserer Sprichwörter sagen wir auch:" Es ist ihr/ihm das Herz in die Hose gerutscht." - Eine Situation, die uns ängstlich macht, uns Kummer bereitet, lässt die Herzenergie erlahmen.

Im normalen Fluss reguliert sich alles wieder, die Situation löst sich in Wohlgefallen auf, das Qi fließt wieder, die Energie kehrt zum Herzen zurück.

Wenn wir jedoch im Kummer hängen bleiben, dann schädigt es unsere Körper. Lachen, Freude und Liebe kann uns da wieder heraushelfen.

Liebe - ein Aspekt des Feuers

Die Liebe ist auch eine Kraft des Feuers. Liebe und Freude liegen eng beieinander. Und Liebe ist die Kraft schlechthin. Da sich im Mai das Yang wieder nahe seinem Höhepunkt befindet, spüren wir hier zum ersten Mal nach dem Winter die deutliche Regung unseres Herzens, das dem Yang im Außen antwortet.
Liebe ist wie ein Feuer. Ob Liebe zwischen Eltern und Kind, zwischen Partner oder Freunden. Liebe ist eine wunderbare Sache, eine Kraft, die heilen kann. (Denken Sie nur an die vielen Märchen, in denen die Liebe irgend eine Prinzessin errettet hat).

Mein Tipp:

Es kann auch die Liebe zum Leben sein. Die Liebe zu sich selbst. Liebe ist, wenn wir kein „gut" oder „schlecht", kein „schwarz" oder „weiß" sehen, wenn wir sehen, was ist. „Liebe ist ...", singt Nena. Machen Sie sich selbst eine Freude und drücken Sie Ihre Liebe zu Dingen, Menschen oder Gefühlen aus. Sagen Sie Ihren Liebsten, dass Sie sie lieben. Sie machen sich und dem anderen ein großes Geschenk. Ein Geschenk, das aus dem Herzen kommt.

Alternative Durstlöscher

Kühlende Getränke für die Sommerglut

Wenn die Sonne herunterbrennt, bricht uns schon bei der Vorstellung der Schweiß aus. Da die TCM übermäßigen Schweißverlust als kräfteraubend ansieht, bleiben wir ruhig und gelassen im Schatten sitzen. Jedoch, haben wir die Zeit dazu?

In unserer Kultur hat die mittägliche "Siesta" sich noch nicht wirklich durchgesetzt, obwohl die Temperaturen Jahr für Jahr steigen. Wir machen einfach weiter im Trab, schwitzen, trinken eiskalte Getränke und werden - je länger der Sommer, desto mehr - müde und schlapp.

Erhöhen Sie jetzt unbedingt ihre Trinkmenge, allerdings beobachten Sie, ob das, was Sie trinken auch wirklich Ihren Durst löscht! Auch übermäßiges Trinken verbraucht Energie, da die Flüssigkeit ausgeschieden werden muss.

Dabei gibt es herrliche Getränke, die uns innerlich kühlen und übermäßiges Schwitzen verhindern. Mit ihnen wird aber nicht nur das kräfteraubende Schwitzen vorgebeugt, Müdigkeit und Energielosigkeit haben keine Chance mehr.

Eiskaltes verbraucht Energie

Viele Menschen versuchen, ihren Durst durch eisgekühlte Getränke zu löschen. Doch das ist nur eine momentane Linderung, denn die kalten Getränke entziehen dem Körper auf lange Sicht Energie, weil er sie erst auf Körpertemperatur aufwärmen muss. Die Kälte kann auch den Energiefluss des Qi's blockieren. Das Qi hat unterschiedliche Aufgaben im Körper, eine davon ist es, durch den Körper zu fließen, uns wach und agil zu machen und die Schweißproduktion zu regulieren. (Siehe Kapitel: "**Unsere Lebensenergie**")

Ich animierte meine KundInnen ganz bewusst: "Trinken Sie kühl bis lauwarm, eventuell leicht gesüßt mit einem Spritzer Zitrone. So halten Sie wertvolle Energie im Körper und bleiben einen ganzen langen Sommertag fit und leistungsfähig." Natürlich kommt es im Sommer nicht nur auf die Getränke, sondern auch auf die Art der Ernährung an. Ein warmes Frühstück und je nach Konstitution weiterhin 1 - 2 Mal täglich gekochte Nahrung, die eben kühl genossen wird, unterstützen den Körper bei seiner Schwerarbeit in der Sommerhitze. Denn bei starker Hitze sollten wir schwere und fettige Zubereitungen eher meiden. Auch hier gilt natürlich: jedem Menschen das seine, denn keine zwei Menschen sind gleich.

Anleihe bei den Menschen aus der Wüste

Menschen, die in Wüstenregionen leben, trinken viel Tee - vorzugsweise Pfefferminztee. Warmen Tee, der stark gesüßt wird. Sauermilchprodukte, Joghurtgetränke, Getränke aus Getreide und Obst oder Gemüse (z. B. Gurkensaft). Vielleicht erinnern Sie sich auch an Großmutters Zitronenlimonade? Mit dem Saft von 1 - 2 Zitronen (je nach Gusto), Zucker und Wasser bereiten Sie ein durststillendes Getränk, das auch gesund ist. Es befeuchtet den Körper von innen und löscht den Durst, ohne Hunger entstehen zu lassen.

"Mutter Natur lässt in den heißen Regionen der Erde auch ganz spezielle Lebensmittel gedeihen, die unserem Körper helfen. Feigen, Orangen, Mandarinen, Zitronen, Ananas - hier lassen sich köstliche Getränke zubereiten - aber bitte nicht mit Eiswürfel genossen!"

Wer durch die Hitze schlecht schläft, kann auf die Qualitäten des Weizens zurückgreifen. Aus Weizen kocht man einen Tee, der gut schmeckt. Man kann Weizen aber auch gekocht als Beilage servieren oder aus Weizengrieß unzählige kühle Leckereien zaubern. *(Siehe Kapitel: **Rezepte** - u. a. **"Weizenwasser"** oder **"Orangentraum"**)*

Wärmende Getränke für kalte Wintertage:

Ganz Anderes benötigt unser Körper an kalten Wintertagen. Hier können wir viele Gewürze verwenden, die wir auch von der Weihnachtsbäckerei kennen. Aber auch eine Tasse Rosmarintee kurbelt unseren Kreislauf an und macht von innen her warm.

In den kalten Regionen Tibets wird "Buttertee" getrunken - Tee aus ranziger Butter, dazu wird Gerstenbrei gegessen.
Gerste hilft dem Körper, überschüssige Feuchtigkeit auszuleiten. *Omamas wohlschmeckendes Rezept vom "Gestenwasser" finden Sie im Kapitel "Rezepte".*

*(Mehr über die Ernährung im Winter lesen Sie in den Kapiteln: **"Basisernährung"**, sowie **"Erkältung? - Nein danke!"***

Mein Tipp:

Meist gibt es in Gasthäusern nur Teesackerln mit kühlenden Teesorten (z. B. Pfefferminz, Kamille, grüner Tee, Kräutertee...). Wenn Sie im Winter jedoch eine wärmende Mischung möchten, dann fragen Sie nach einem Sackerl "Glühweinmischung". Es ist zwar eine unkonventionelle Art, jedoch lässt sich aus jeder Glühweinmischung auch ein feiner - und wärmender Tee zubereiten!

Zum "Aus der Haut fahren"

Hautprobleme entstehen nach der TCM aus unterschiedlichen Gründen. Unter Anderem können Ernährungsfehler, allergische Reaktionen, psychische Probleme oder hormonelle Umstellungen Ursachen sein. Hautprobleme bei Kindern entstehen unter Umständen schon auf Grund eines energetischen Ungleichgewichtes der Mutter während der Schwangerschaft.

Wie bei allen anderen Problemen, ist es auch bei Hautproblemen wichtig, die Ursache herauszufinden. Ich empfehle immer, alle gesundheitlichen Probleme, also auch Hautprobleme, von einem Facharzt abklären zu lassen. Mit der Ernährung nach der TCM ergänzt und unterstützt man dann optimal die Therapie des Arztes.

Da bei Diagnose nach der TCM immer der individuellen Ursache der Beschwerden auf den Grund gegangen wird, gibt es auch keine allgemeingültigen Lösungen. Ich möchte Ihnen aber einige Tipps geben und dann kurz auf zwei Hautprobleme eingehen, die ich bei meinen Klienten sehr oft erkenne.

Allgemeine TCM-Tipps bei Hautproblemen:

Die Haut wird in der TCM dem Element Metall zugeordnet. Zusätzlich sind auch noch Dickdarm und Lunge im Metallelement. So wird manchmal "über die Haut" ausgeschieden, was der Darm nicht auszuscheiden vermag. Veränderungen können wir nicht nur innerlich durch die Ernährung, sondern auch äußerlich durch Änderungen in unserer Umgebung bewirken.

Versuchen Sie Folgendes im Äußeren:

- Wenn Sie einen sitzenden Beruf haben, dann dehnen Sie öfter Ihren Brustkorb: Legen Sie Daumen, Zeige- und Mittelfinger jeder Hand zusammen. Strecken Sie Ihre Arme weit an die Seite und dehnen Sie bewusst Arme und Brust. Atmen Sie bis in den Bauch hinein, atmen Sie dann wirklich ganz aus. Spüren Sie, wie sich die Sehnen Ihres Körpers strecken und Sie sich frischer fühlen.

- Vermeiden Sie trockene Raumluft. Computer und Heizung trocknen die Luft sehr aus. Stellen Sie Grünpflanzen ins Zimmer und einen kleinen Zimmerbrunnen dazu. Schauen Sie sich bewusst in ihrem Zimmer um: Haben Sie viel Metall um sich? Zuviel Metall in Räumen können Sie auch mit Pflanzen und Steinen ausgleichen.

- Viele KlientInnen vertragen Schmuck nur zeitweise. Wenn sie ihn länger auf dem Körper lassen, dann wird ihre Haut rauer oder Husten entsteht. Wenn Sie Schmuck tragen (oder eine Zahnspange) und Hautprobleme haben, dann probieren Sie einmal einen Monat ohne Schmuck aus – auch die Armbanduhr ist aus Metall - ich habe damit sehr gute Erfahrungen gemacht.

- Bewegen Sie sich oft an frischer Luft, gehen Sie hinaus in einen Wald und atmen Sie dort die frische, kühle Luft. Lassen Sie Ihre Augen auf Bergen oder Ebenen in die Ferne schweifen - unser Metallelement braucht Raum.

Ernährung für die Haut:

Ihre Speisen sollten Sie auf alle Fälle wärmen und warm halten. Zu viele kalte, süße, fettige oder rohe Nahrungsmittel können auch eine Verschlechterung der Hautprobleme bewirken. Allerdings wirken sich auch zu viele heiße und warme Gewürze negativ auf das Hautbild aus. Vermindern Sie auch alle Nahrungsmittel, die Feuchtigkeit machen (siehe dazu Kapitel: "Unser **Verdauungsfeuer**")

Wärmend wirken alle Wurzelgemüse, sie sind ganz besonders gut geeignet, die Mitte zu wärmen. Dazu gibt es andere Nahrungsmittel, die die Haut von innen her befeuchten. Das sind zum Beispiel Birnen, Mandeln, Pignoli, Pistazien, Erdnüsse und Rettich. Natürlich gibt es eine Menge anderer Nahrungsmittel, Sie können eine Liste von meiner Webseite downloaden (siehe **Anhang**).

Bei Ihren Mahlzeiten sollte immer etwas natürlich Süßliches dabei sein, also zum Beispiel gekochte Karotten, gekochtes Obst und Trockenfrüchte.

Generell vermeidet die TCM Fisch, sobald Hautprobleme auftauchen. Fisch hat meist die Tendenz, die Hautprobleme "zum Blühen" zu bringen.

Mein Tipp:
Nehmen Sie eine Hand voll Trockenobst mit Nüssen zwischen 15 und 17 Uhr zu sich, kauen Sie sie gut und genießen Sie die natürliche Süße.

Andere zu erkennen ist Weisheit,
sich selbst zu erkennen ist Erleuchtung.
Lao-Tse

Trockene Haut

In der Übergangzeit von einer Jahreszeit zur anderen, im Herbst oder im "Lebensherbst" beginnt unsere Haut "zu schuppen" und extrem trocken zu werden. Die Fingernägel brechen ab, die Haare werden spröde.

Gleichzeitig fühlen wir vielleicht eine gewisse Hitze an Füßen und Händen und im Bereich des Brustbeins. Es kann sein, dass sich die Wangen leicht röten und ein Hitzegefühl erzeugen. Eventuell wird der Schlaf unruhig oder gestört und man schwitzt in der Nacht. Verstopfung könnte sich dazu gesellen.

Diese Art der Trockenheit hat ihre Ursache unter anderem in unserem Lebens- und Ernährungsstil. Zu viel Aktivität, zu viel Stress, zu wenig Ruhe und Entspannungsphasen. Zu scharfes Essen, gegrillt, gebraten, übermäßiger Alkohol- und Kaffeegenuss. Diese Faktoren wirken auf unser Blut, es wird "heiß" und "trocken" und "schmiert" nicht mehr so gut. Dadurch steigt die Hitzeempfindung im Körper. Doch es ist eine substanzlose Hitze, die nicht durch kalte Getränke und rohes Obst gestillt werden kann. Substanzlos bedeutet, sie ist indirekt durch "übermäßige Reibung durch das "trockene Blut" (Beispiel: kein Öl im Motor, Motor läuft heiß)" entstanden und hat keine direkte Ursache, wie es zum Beispiel bei einem "Sonnenstich" (Einwirkung von äußerer Hitze) der Fall ist.

Hier ist es wichtig, dass man ganz besonders auf gekochte Nahrung achtet, die das Blut wieder aufbaut. Gegrilltes oder scharf Angebratenes sollten Sie eher meiden. Bitteres oder Scharfes trocknet noch weiter aus. Dazu gehört auch Kaffee oder schwarzer Tee. Ein guter Tipp für diese Situation ist Weizen. Aus Weizen kann man einen Tee zubereiten, der gut schmeckt und hervorragend den Körper von innen stärkt. Man kann Weizen gekocht auch als Beilage servieren oder aus Weizengrieß unzählige Leckereien zaubern. *(siehe Kapitel "**Rezepte**")*

Weitere Lebensmittel:

Mandeln, Birnen, Spinat, Rote Rübe, Reis, Sesam, Huhn und Rinds- oder Kalbsleber. Laden Sie sich auch die Lebensmittelliste von meiner Webseite herunter, wo Sie noch viel mehr Lebensmittel nach Wirkung sortiert finden.

Juckende Haut

Juckende Haut kann unter anderem auf Grund von Emotionen oder aus Ernährungsfehlern entstehen. Wenn es juckt, dann "könnte man aus der Haut fahren" - irgendwo hat man eine Menge Wut geschluckt, Ärger genossen, der sich über die Haut zeigt. Es ist so große Hitze entstanden, dass der Körper den Juckreiz braucht, um sich abzukühlen. Kratzen wir uns dann, kommt das Qi wieder in Bewegung und kühlt die Haut. (Es ist also illusorisch, jemandem das Kratzen untersagen zu wollen ... Das geht einfach nicht.)

Wenn Ernährungsfehler die Haut zum Jucken bringen, dann liegt es unter Umständen an zu Salzigem, zu Fettem oder Fett-Süßem. Diese Nahrung lässt Feuchtigkeit im Körper entstehen, die die Energie im Körper staut.

Zu scharfe und bittere Ernährung und übermäßiger Alkohol- und Kaffee-genuss lassen den Körper und seine Flüssigkeiten austrocknen, was wiederum denselben Energie-Stau bewirkt.

Regelmäßige Bewegung an frischer Luft, ausgewogene Ernährung und meditative Ansätze sind ganz wichtig. Dazu ist gehört auch, alle äußeren und emotionalen Faktoren zu erkennen und auszuschalten.

Lebensmittel

Reis, Karotten, Erdäpfel, Brokkoli, Spinat, Salat, Weizen, Petersilie, Apfel und Huhn können auch hier dem Körper helfen. Gleichzeitig sollte das Verdauungsfeuer warm gehalten werden. Zu meiden sind alle Nahrungs-mittel, die Feuchtigkeit entstehen lassen, sowie zu heiße Gewürze. (siehe dazu Kapitel: "Unser **Verdauungsfeuer**")

*(Zusätzliche hilfreiche Kapitel: Rezepte siehe dort: "**Weizenwasser**", "**Gerstenwasser ohne Gewürze**", bzw. können Sie auch statt Gerste Buchweizen nehmen.)*

Notizen:

....

....

....

....

....

....

"Hellsägende Qual" - Migräne aus der Sicht der TCM

Migräneschmerzen und -zustände sind so unterschiedlich wie es Menschen gibt. Eine Migräneattacke wirft den/die Betroffene/n nieder, Lichtempfindlichkeit, Übelkeit und/oder Schwindel kommen noch hinzu. Während eines Anfalles wünscht man sich selber weit weg, in den schmerzfreien Phasen beobachtet man den Körper lauernd.

Wenn Sie wieder einmal der unsägliche Kopfschmerz quält, der bohrend, stechend oder zerrend das Leben zur Qual macht, dann bietet sich ein neuer Weg an, um Ihnen das Leben zu erleichtern - der Weg der TCM. Wenn keine organischen Ursachen vorliegen (bitte durch Ihren Arzt abklären lassen), dann hat die TCM- Ernährung schon oft nach wenigen Monaten den Migräneschmerz gelindert, die Übelkeiten verblasen und das Allgemeinbefinden gesteigert.

Äußerliche Faktoren:

Mit der Umstellung auf die TCM-Ernährung verändert sich aber nicht nur das Befinden, auch unsere Emotionen verändern sich. Ausgeprägte Wut-, Zorn oder Trauerzustände werden weniger stark belastend empfunden.

Äußerliche Faktoren jedoch, die uns so stark emotional beeinflussen, dass sie uns krank machen, können nach folgendem Prinzip "angegangen" werden:
- Ändern Sie diese Dinge.
- Wenn das nicht klappt, dann verändern Sie Ihre Einstellung zu diesen Dingen.
- Wenn das immer noch nichts bringt, dann streichen Sie diese Dinge ersatzlos aus Ihrem Leben.

Ein anderes Leben ist bereit Sie zu empfangen - der erste Schritt liegt bei Ihnen.

Woher kommt der Schmerz?

Die Ursache der Migräne ist bei jedem Menschen anders. Einerseits entsteht Schmerz da, wo sich das Qi (Lebensenergie) staut. Andererseits kann er da entstehen, wo sich Blut "staut". Es kann aber auch sein, dass dort zu viel Energie (Hitze) ist, wo sie normalerweise nicht hingehört. Das ist im Falle von Migräne sehr oft Magen, Gallenblase oder Blase. Auslöser können Einflüsse aus der Umwelt, aus Lebensmitteln oder emotionale Gründe sein. Diese Erkenntnisse decken sich auch im Wesentlichen mit den Erkenntnissen der westlichen Medizin.

Was soll ich essen?

Zu vermeiden:
Scharfe, fette und gegrillte Speisen, Gebratenes, Alkohol, Bitteres

Einzuschränken:
Zucker, saure Sachen, zu viel Salz, alles Rohe und Kaltes 4 - 6 Wochen Fleischkarenz machen!

Empfohlene Ernährung:
Die TCM empfiehlt eine ausgewogene Basisernährung, die an die Jahreszeiten angepasst ist und den rohen und kalten Anteil an Speisen einschränkt. Ferner sollte jeder Mensch sich nach seinem persönlichen energetischen Zustand ernähren.

Für TCM-Neulinge empfiehlt sich ganz besonders das Buch "Essen zum Wohlfühlen" von Claudia Nichterl (siehe **Buchtipps**), da es einfache Rezepte beinhaltet und mit heimischen Lebensmitteln arbeitet. Sie können sich auch wohlschmeckende Rezepte aus anderen TCM-Kochbüchern heraussuchen oder ganz einfach im Anhang dieses Buches nach- schlagen.

*(Siehe Kapitel: "**Basisernährung**" oder "**Rezepte**")*

Die TCM empfiehlt folgenden Speiseplan:
Hier stelle ich Ihnen ganz bewusst die höchste Stufe der empfohlenen Ernährung vor, damit Sie sie kennenlernen. An Hand dieser "Höchstform" können Sie sich eine individuelle "Eigenform" der Ernährung zusammenstellen.

Warmes Frühstück aus gekochtem Getreide (süß oder pikant), eventuell gedünstetes Obst als Zwischenmahlzeit, gekochtes Getreide mit Gemüse oder Hülsenfrüchte mit diversen feinen Dips als Mittagessen (nach der Fleischkarenz auch Fleisch und Fisch), eventuell. gedünstetes Obst oder Getreidesüßspeisen als Zwischenmahlzeit, gekochtes Getreide (z. B. Grießspeisen ...) oder leichte Getreidesuppen (nach der Fleischkarenz auch Fleisch und Fisch) als Abendessen.

Wenn Ihnen jetzt die Grausbirnen aufgestiegen sind, weil Sie sich zeitlich außerstande fühlen, dies alles zu kochen, kann ich Sie beruhigen. Ich selber (selbstständig berufstätig mit drei Kindern) habe (nach jahrelangem Probieren und Tüfteln) ein System entwickelt, wo wir uns -mindestens vier Tage in der Woche annähernd so ernähren können, OHNE dass ich einen unmenschlichen Kochaufwand betreibe: "Kochen auf Vorrat" und in die guten alten Rexgläser eingelagert, heißt mein Geheimnis.

Selbstverständlich ist eine solche Lebensführung ein jahrelanger Prozess und kann nur gelingen, wenn er an den Menschen, seine Familie und seinen Lebensraum angepasst wird. Außerdem sollte man kein schlechtes Gewissen bei vereinzelten "Umfallern" entwickeln ;-).

Notizen:

....

....

....

....

....

....

....

....

....

....

....

....

....

....

....

....

Menstruation und -probleme

Wann das "himmlische Wasser" (Menarche, das Eintreten der Menstruation) bei uns Frauen zu fließen beginnt, hängt von unterschiedlichen Faktoren ab. Das durchschnittliche Alter, in dem Mädchen heute (in den Industrieländern) die Menarche bekommen, liegt zwischen 10 und 16 Jahren.

Damit bei einem Mädchen das Blut fließen kann, müssen nach der TCM ungefähr mit 14 Jahren mehrere Faktoren zusammenkommen: Die Kraft der Nieren muss reif sein, es muss sich genügend Blut angesammelt haben, um aus dem Uterus zu fließen.

Blut und Qi (Energie) im Körper müssen in Harmonie durch die zum Menstruations- geschehen zugehörigen Organe fließen (Herz, Leber), und die Meridiane, die für die Empfängnis und Schwangerschaft notwendig sind, müssen stark sein. Erst dann kann das Blut fließen, erst dann können wir einer Frucht Nahrung bieten.

Mit dem Einsetzen der ersten Menstruation beginnt im Leben einer Frau einer der drei Zyklen, es ist der Beginn einer langen Zeitspanne, die von Fruchtbarkeit geprägt ist.

Was passiert

Die TCM sieht im Menstruationsblut nicht nur das Ausstoßen von „Schlacken" aus der Gebärmutter. Das was da fließt, ist Qi (Energie) und reine Essenz, also die Lebensenergie, die uns am Leben erhält (einen Embryo hätte erhalten können).

An den Tagen der Blutung öffnet sich der Muttermund, damit Blut abfließen kann. Er bleibt offen, und wir sind offen für Kälte, Keime und alle Art von Energien. Während der Regel verlieren wir nicht nur Blut, sondern auch Qi, denn diese beiden Substanzen hängen sehr dicht beisammen - denn Blut ist eine dichte Form von Qi - Qi ist das Yang, Blut das Yin.

In China sind die Tage der Regel einer Frau daher ohne Frage eine Zeit, in der Frauen besonderer Aufmerksamkeit bedürfen. In vielen Firmen bekommen Frauen einige Tage frei, um sich zu schonen. Man ist sich bewusst, dass man mit einigen Tagen Schonung pro Monat, der Gesundheit der Frau langfristig nützt und die Arbeitskraft über Jahre erhalten wird.

Allgemeine Verhaltensregeln:

Damit der Regelfluss nicht gestört wird und keine (langfristigen) Komplikationen auftreten, werden in China einige Verhaltensregeln von Generation zu Generation weitergegeben. Wenn Sie Probleme im Regelgeschehen haben, versuchen Sie, diese Empfehlungen zu beherzigen - sie wirken tatsächlich wahre Wunder!

Don'ts während der Regel:

- Kalte und rohe Speisen und Getränke (lassen das Blut und Qi stocken, was Schmerzen bringen kann)
- Barfuß laufen (Kälte)
- Schwimmen, Baden oder lange Duschen (Kälte)
- Nichts Schweres tragen
- Keinen anstrengenden Sport treiben
- Nicht zu viel Salz
- Von Tampons wird abgeraten, da sie zu Qi- und Blutstau beitragen können.

Mein Tipp:

Probieren Sie Menstruationsschwämmchen. Sie haben mir besonders gegen Ende meiner fruchtbaren Phase gute Dienste geleistet, da sie die Scheide nicht so austrocknen. Für viele Frauen ist es allerdings zu Beginn eine Herausforderung das Menstruationsblut anzugreifen und den Schwamm auszuwaschen.

Do's während der Regel:

- Sich schonen und ausruhen
- Warme Kleidung (besonders die Nierenregion schützen!!!)
- Warme (heiße) Speisen - z. B. Suppen und Getränke (Tees) helfen bei Schmerzen
- Blutaufbauende Nahrungsmittel wie zum Beispiel: Spinat, Grünkohl, Fisch, Eier, Fleisch, Rosinen, Löwenzahn ...
- Spezialsuppen *(siehe Kapitel "**Rezepte**")*

Probleme mit der "Regel" und PMS

Probleme wie Brustspannen, Reizbarkeit, Neigung zur Trauer oder dergleichen, die bei Frauen ein bis zwei Wochen vor dem Einsetzen der Regelblutung auftreten, heißen in der Fachsprache PMS (Prämenstruelles Syndrom).

Es sind sowohl körperliche als auch seelische Beschwerden. Körperliche Anzeichen können, wie oben schon erwähnt, Brustspannungen, Spannungszustände im Unterbauch oder im Rücken sein. Seelisch können es Gereiztheit oder Trauer sein, die Frauen fühlen. Manche weinen leicht oder reagieren auf ihre Umwelt extrem empfindlich.

In jedem Fall lassen Sie bitte Ihre Menstruations- oder PMS-Probleme erst von Ihrem Gynäkologen abklären, ehe Sie zu alternativen Maßnahmen greifen.

Viele Frauen empfinden das Einsetzen der Menstruation als entspannend und so, als ob sich ein großer Druck abbauen würde.

Andere wiederum haben beim Einsetzen der Regelblutung Schmerzen, manche so stark, dass sie mit einer Wärmeflasche am Bauch ruhen müssen. Oder sie verlieren so viel Blut oder gar Blutklumpen, dass die Saugleistung des größten Tampons und die der stärkste Einlage zusammen nicht aus- reichen.

All die oben beschriebenen Symptome können durch Akupunktur, chinesische Teerezepturen und Ernährung nach den Grundsätzen der Traditionellen Chinesischen Medizin verbessert werden.

Die Ursachen:
Die Ursachen aller Menstruationsprobleme sind genauso individuell wie die Ursachen anderer Probleme, die ich hier in diesem Buch schon angesprochen habe. Die TCM teilt an Hand der Symptome erst einmal grob in zwei Gruppen.

Bei manchen Frauen verbessert sich das Befinden mit Einsetzen der Menstruation, bei anderen wieder verschlechtert es sich. Diese beiden Gruppen stelle ich Ihnen hier vor. Probieren Sie das eine oder andere aus, sollte sich jedoch keine Verbesserung oder gar eine Verschlechterung Ihres Zustandes ergeben, sollten Sie fachliche TCM-Hilfe in Anspruch nehmen.

Unabhängig von der individuellen Ursache der Beschwerden kann man auch kleine Ernährungshinweise für alle Frauen geben:
Vom ersten Tag der Regel bis zum Eisprung (zirka der Mitte des Zyklus) sind das Qi aufbauende Nahrungsmittel, z. B. Fleisch, Eier, Rotwein, Nüsse, Champignons, Fisch (eiweißreich) und dergleichen zu empfehlen.

Danach greift Frau besser zu einfacher Kost und solcher, die weniger Feuchtigkeit entstehen lässt. *(Siehe Kapitel: "Unser Verdauungsfeuer")*, z. B. Gemüse, Sellerie, Getreide, Weizen, Soja.

Nach dem Einsetzen der Regel geht es mir besser:
Wenn Sie zu dieser Frauengruppe gehören, dann können unter anderem folgende Symptome bei Einsetzen (oder am zweiten Tag) der Regelblutung besser werden: Reizbarkeit, Brustspannen, Schmerzen im Unter-

bauch, Bauchschmerzen am ersten Tag, Frustrationsgefühle oder Ängste. Das Besondere daran ist, dass sich diese Symptome abwechselnd zeigen.

Die Ursachen liegen hier teilweise an langjährigen Ernährungsfehlern, teilweise in der Lebensweise. Ganztätiges Sitzen, generell zu wenig Bewegung, Stress, Schreck oder Schock können Ursache(n) sein.

Mein Tipp:

Massieren Sie Ihren Bauch, nehmen Sie ein warmes Lavendelbad, machen Sie einen Leberwickel. (Ein warm-feuchtes Tuch auf den rechten Oberbauch legen und mit einem dicken Frotteetuch abdecken. Mindestens 10 Minuten ruhen. Am besten zwischen 13 und 15 Uhr angewendet, denn da hat die Leber am wenigsten Energie und kann ein bisschen Unterstützung von außen brauchen.)

Probieren Sie auch Lavendelblütentee, Melissentee oder Kamillentee. Vermeiden Sie saure Nahrungsmittel, scharf Angebratenes, zu stark Gewürztes, Zucker und Kaffee.

Sie können ein wenig scharf (z. B. Lauch, Schnittlauch, angekeimte Rettich-sprossen, im Winter aber alles mitkochen!) probieren, sollten auf alle Fälle leicht verdauliche Speisen essen, wie zum Beispiel Getreideschrot, Polenta und Reis. Besonders Gemüse wie Sellerie, Rettich und Fenchel. Walnüsse, Rosmarin und Thymian zum Verfeinern, sind empfohlen.

Nach dem Einsetzen der Regel geht es mir schlechter:

Die Ursachen liegen auch hier meist in der Lebensweise: Es wird mehr Energie "ausgegeben" als "eingenommen". So "brennt" der Organismus der Frau über die Jahre langsam aus, "inneres Feuer" (siehe Kapitel: "**Unser Verdauungsfeuer**") erhitzt das Blut. Dadurch entsteht ein Gefühl der Hitze oder Wärme, das aber durch den Genuss von Kaltem oder Kühlem nur schlechter wird.

Sie fühlen sich schwach, besonders in den Knien, neigen zu Hitze oder Fieber am Nachmittag und schwitzen manchmal in der Nacht?

Trinken Sie Weizentee, machen Sie (besonders in der ersten Zyklus-hälfte) sich eine köstliche Kraftsuppe (siehe Rezepte), Rindfleisch und Eier. Ideale Gemüse sind Karotten, Spinat, Sesam und Nüsse. Vermeiden Sie rohe, ungekochte oder kalte Nahrungsmittel. Bereiten Sie sich Kompotte, essen Sie bei jeder Mahlzeit etwas Kompott oder wählen Sie

Gemüse, die leicht süßlich schmecken.

Meiden bzw. einschränken sollten Sie:
Alkohol, bittere Nahrungsmittel, Scharfes, Saures und Saunabesuche. Reduzieren Sie auch extremen Sport vor der Regel. Besser wäre Qi Gong oder Tai Chi, je nach Ihrer Vorliebe.

*(Lesen Sie dazu im Rezeptteil: **Eiersuppe** - für Kraft während der Regel, **Schwarzer Süßreis** - baut Blut auf).*

Notizen:

....

....

....

....

....

....

....

....

....

....

....

....

....

....

....

Rheumatoide Beschwerden aus der Sicht der TCM

Schmerzen entstehen aus Sicht der TCM entweder aus blockiertem Qi oder blockiertem Blut. Im Falle von rheumatoiden Beschwerden ist der Qi-Fluss blockiert.

Das Qi ist unsere Lebensenergie, die nach der TCM in den Nieren gespeichert wird und sich in den Leitbahnen, Meridiane genannt, durch unseren Körper bewegt. Für jedes Organ gibt es solche Leitbahnen.

Ähnlich wie auf der Autobahn verläuft das Qi in jeder Leitbahn in einer bestimmten Richtung. Kommt es nun auf Grund von übermäßiger Feuchtigkeit, äußerem oder innerem Wind (innerer "Wind": entsteht durch ein energetisches Ungleichgewicht innerhalb des Körpers - z. B. bei Menschen, die an Allergien, Asthma oder Neurodermitis leiden - oder Wind dringt von außen ein und bleibt im Körper in der Leitbahnen eingeschlossen), Kälte- oder Hitzeeinwirkung auf den Körper zum Stau des Qi's. Und das kann wehtun.

Wie immer gibt es bei allen Menschen spezifische Ursachen, warum rheumatoide Beschwerden auftreten. Grundsätzlich empfiehlt sich, einen Arzt zur Behandlung zu Rate zu ziehen. Die Ernährung ist der Grundpfeiler und sollte auf alle Fälle verändert werden. Dem TCM-Arzt oder der TCM- Ernährungsberaterin gibt die Art, wie sich der Schmerz äußert, einen Hinweis. Kommt der Schmerz von überwiegender Feuchtigkeit, dann spürt man eher eine Schwellung und eine Schwere. Kälteblockaden machen sich meist durch stechende Schmerzen bemerkbar. Sollte "Wind" in den Meridianen die Ursache sein, dann wandern die Schmerzen.

Rheumatoide Beschwerden aus extremer Kälte:

Menschen, die durch Kälte Rheuma haben, fühlen am ganzen Körper die Kälte, obwohl sie schon zwei dicke Pullover anhaben. Hier ist es notwendig, den Menschen langsam aufzuwärmen, in dem man gekochte wärmende Speisen zu sich nimmt.

Scharfe (heiße) Gewürze wie Pfeffer oder Curry sind dabei eher selten zu verwenden, besser sind wärmende Gewürze, wie Zimt, Nelken, Fenchel, Ingwer und Wacholderbeeren. Damit das Qi bewegt wird, sollte man Lauch, Zwiebel und Knoblauch mitkochen.

Kommen noch Ödeme zu den rheumatoiden Beschwerden hinzu, dann kann man einen Tee aus schwarzen Sojabohnen, roten Azukibohnen und grünen Mungbohnen versuchen. Je 1 EL Bohnen mit 2 l Wasser ca. 2 Std. auf kleiner Flamme köcheln, abseihen und vom Sud 3 x tägl. 1 Tasse lauwarm trinken. Der Sud hält sich im Eiskasten einige Tage.

Rheumatoide Beschwerden aus Feuchtigkeit:

Hierbei gilt es, übermäßige Feuchtigkeit aus dem Körper zu bringen. Das kann, je nachdem, wie lange sie schon "aufgebaut" wurde, mehr oder weniger lange dauern. Dazu muss man unter Umständen zuerst Schleim in Feuchtigkeit umwandeln und diese dann ausleiten. Hier ist eine ganz behutsame Ausleitung notwendig, Lebensmittel, die allzu austrocknen oder entwässern, sind zu meiden.

Meiden Sie alle Lebensmittel die Feuchtigkeit erzeugen, wie Milch- und Milchprodukte, denaturierte Lebensmittel, Süßes, Fettes und Alkohol. Auch übermäßig Salziges und Saures verstärkt die Feuchtigkeit im Körper. Wichtig bei dieser behutsamen Feuchtigkeitsausleitung ist auch, unbedingt gekochte Nahrungsmittel zu sich zu nehmen und etwas Ingwer mit zu kochen.

Das fördert die Umwandlung des Schleims und "zerstreut" das durch die Feuchtigkeit blockierte Qi. Beim Genuss von Ingwer fühlen Sie bitte immer in sich hinein. Ein Zuviel davon kann leicht zu heiß wirken! Dann machen Sie besser einige Tage Pause. (Siehe Kapitel: "**Basisernährung**" und "**Unser Verdauungsfeuer**")

Rheumatoide Beschwerden auf Grund von innerem Wind:

Innerer Wind kann mehrere Entstehungsursachen (äußerer Wind, Klima-anlage, aber auch Traumata) haben. Auch Menschen, die an Allergien, Hautproblemen, Asthma laborieren, haben eine Tendenz zu innerem Wind.

"Innerer Wind" ist ein sehr komplexes Thema. Ganz grob kann man es sich so vorstellen, dass es im Körperinneren "zieht" und der ständige Zug hält unsere Poren offen, auch dann, wenn sie sich eigentlich - zum Beispiel bei starker Kälteeinwirkung oder stürmischem Wetter schließen sollten - somit können zu jeder Zeit krank machende Faktoren eindringen oder aber auch zu viel an wertvollem Körperwasser austreten (spontanes Schwitzen).

Wind kann man grundsätzlich durch scharfen Geschmack zerstreuen, wie zum Beispiel durch Chili, Fenchel, mit Weintrauben oder Kirschen in Heilwein.

Meist sind es Mischformen von Kälte oder Hitze und Wind, die wir bei unseren KlientInnen sehen. Hier heißt es Achtung vor zu viel Scharfem!

Probieren Sie folgende Nahrungsmittel öfter in Ihren Speiseplan aufzunehmen: Sonnenblumenkerne, Frühlingszwiebeln, Fenchel, Stangensellerie, Sellerie, Weintrauben, Rapsöl, grüner Tee (Achtung bei Kälte-Rheuma, dann NICHT!), Buchweizen, bei Hitze auch Weizen.

(Siehe weitere Kapitel: **Basisernährung***)*

Lesen Sie dazu im Rezeptteil: **Gerstensuppe***,* **Heilweinherstellung**

Notizen:

....

....

....

....

....

....

....

....

....

....

....

....

....

....

....

....

Schwangerschaft und Stillzeit

Nach der TCM bekommt jeder Mensch einen Teil seiner Lebensenergie aus dem Energiepotential seiner Eltern mit. Aus diesem Grund bereitet sich ein traditionelles chinesisches Ehepaar schon ein Jahr vor der Zeugung energetisch auf die Empfängnis vor. Sie ernähren sich qualitativ hochwertig, leben gesund, meditieren und stärken ihr Qi.

Während seiner Entwicklung benötigt der neue Mensch die Energie aus den Leitbahnen der Mutter. Damit wird klar, dass es wesentlich auf eine gute Konstitution der werdenden Mutter ankommt, die, ähnlich der Mutter Erde, den neuen Menschen mit Energie versorgt.

Idealerweise setzt spätestens in der Schwangerschaft die Ernährung nach der TCM ein. Sie wird nach dem jeweiligen Energiestatus der Mutter, aber auch nach dem entsprechenden Bedarf des Kindes abgestimmt und setzt bestimmte Lebensmittel zur Energetisierung von Mutter und Kind ein. Weil der Stoffwechsel in der Schwangerschaft doppelt arbeitet, besteht während jeder Schwangerschaft die große Chance für die Mutter, ihren energetischen Zustand durch Akupunktur und Ernährung eklatant zu verbessern. Sie kann durch gezielte diätetische Maßnahmen energetische Ungleichgewichte, die vor der Schwangerschaft schon bestanden haben, korrigieren.

In China sagt man, dass es ungünstig ist, wenn eine Frau zu rasch hintereinander Kinder bekommt. Sollte es aber der Fall sein und der gesamte Energiestatus der Frau ist zu niedrig, so wird ihr nach acht bis zehn Jahren empfohlen, ein weiteres Kind unter therapeutischer Begleitung (Akupunktur und Ernährung) auszutragen, damit sich ihr Organismus wieder erholen kann.

In umgekehrten und ungünstigen Fall leeren sich manche Leitbahnen weiter. Der gesamte Energiehaushalt wird durch Schwangerschaft und Stillzeiten so ausgequetscht, dass nach der Geburt und Stillzeit viele Unpässlichkeiten über die Mutter hereinbrechen. Starkes Schwitzen, Schlaflosigkeit, extreme Müdigkeit, Lustlosigkeit, Husten, häufige Erkältungen und viele andere können entstehen.

Energetische Veränderungen während der Schwangerschaft:

Im Körper der Frau ruhen ab der Empfängnis zwei "Shen". („Shen" ist der chinesischen Philosophie ein „Geist", eine spezielle Energieform. Es gibt den „großen Shen", den man in etwa Gott oder dem Universum gleichsetzen kann. Und den „kleinen Shen", eine spezielle Energie, die man in den Augen sieht – in etwa gleichzusetzen mit der Seele.)

Die zwei Shen bewirken die Steigerung der Körpertemperatur der Schwangeren.

In den ersten fünf Monaten werden ganz besonders das Blut und die Bildung des Blutes beansprucht. Für das Blut arbeiten Milz, Leber und Herz zusammen. Die Leber (im **Holzelement**) ist dafür zuständig, dass das Blut richtig gut fließt. Die entsprechende Geschmacksrichtung für das Element Holz ist "sauer".

Ein "Heißhunger" auf "sauer" zeigt, dass ein Ungleichgewicht im Holzelement herrscht. Eine starke Abneigung hingegen kann auf eine Stauung hinweisen. In beiden Fällen wäre ein Gespräch mit einer TCM-Ernährungsberaterin oder einem TCM-Arzt sinnvoll.

Sobald sich also besonders großer Gusto auf die eine oder andere Geschmacksrichtung entwickelt, zeigt der Körper die Notwendigkeit, das entsprechende Element im Körper zu stärken. Diesem Gusto kann man ruhig nachgeben, solange man bei natürlichen Lebensmitteln bleibt!

In den letzten Monaten der Schwangerschaft regiert die Milz das Geschehen. Es ist daher ganz besonders wichtig, dass die Funktion der Milz aufrechterhalten wird. (siehe Kapitel "**Basisernährung**" und "**Unser Verdauungsfeuer**")

Ernährung während der Schwangerschaft:

Vermeiden Sie:
- zu viele rohe und kalte Nahrungsmittel (z. B. alles, was im Sommer oder in südlichen Ländern reif ist, wirkt kühl)
- ein Übermaß an Milch und Milchprodukten
- Übermaß an scharfen Gewürzen
- Alkohol und Zigaretten
- Bitteres (auch viel Kaffee), weil es die Energie im Körper absenkt und u.U. vorzeitige Wehen hervorrufen kann

Zu empfehlen:
- Die Mahlzeiten sollten gekocht und warm gegessen werden.
- Sie sollten leicht verdaulich sein.
- Die Nahrung sollte hauptsächlich aus Getreide, Gemüse, Obst und Fleischsuppen bestehen.
- Bei der Ernährung sollte auch die Jahreszeit berücksichtigt werden.

Wichtig ist immer Milz und Magen zu stärken, da diese bei der Qi-Produktion besonders viel Anteil haben.

*(Mehr dazu siehe Kapitel "**Verdauungsfeuer**")*

Besonders wichtig während der Schwangerschaft ist es, durch Veränderung der Lebensgewohnheit und der Ernährung energetische Ungleichgewichte vorzubeugen und alle Elemente (insbesondere die, die schon im Ungleichgewicht sind) zu stärken. Im Idealfall beginnt die Frau schon vor ihrer Schwangerschaft, die Ernährung ihren persönlichen Bedürfnissen im Sinne der TCM anzupassen.

Ganz allgemein empfehle ich als dreifache Mutter folgende Lebensregeln, besonders aber vor und während der Schwangerschaft:

- Entspannen Sie sich täglich und ausgiebig, machen Sie es sich zur Gewohnheit zu meditieren, zu ruhen - einfach ganz "bei sich zu sein".
- Machen Sie mindestens jeden zweiten Tag aerobes (hier werden die Muskeln mit Sauerstoff gesättigt) Training.
- Gehen Sie viel an die frische Luft. Wenn Sie in der Stadt wohnen, nutzen Sie die Wochenenden, um in der Natur zu sein und sich von dort auch Energie zu holen.
- Versuchen Sie Situationen, die Stress verursachen, zu vermeiden. Legen Sie sich "Gelassenheit" zu. Stellen Sie sich z. B. vor, Sie seien eine Pyramide und alles, was rund um Sie "herum-wirbelt", kann Sie nicht wirklich berühren.
- Massieren Sie Ihren Bauch sanft und lassen Sie sich vielleicht von einer/m Shiatsu-PraktikerIn verwöhnen.
- Massieren Sie Ihre Brust.
- Sorgen Sie für ausreichenden Schlaf. Schlaflosigkeit können Sie durch Veränderung der Ernährung verbessern oder verhindern.
- Achten Sie auf ausgewogene, natürliche Ernährung. Vermeiden Sie Fertigprodukte, Tiefkühlnahrung und Nahrung aus der Mikrowelle.

Schwangerschaftsübelkeit

Magen, Herz und Uterus sind energetisch miteinander verbunden. Aus einem energetischen Ungleichgewicht heraus (meist Schwäche im Erdelement) kann es in der Schwangerschaft, bei Geschlechtsverkehr oder auch während der Geburt mehr oder weniger zu Übelkeitssymptomen mit oder ohne Erbrechen kommen.

Wenn Milz und Magen zu wenig Energie (Qi) haben, bemerkt das die Frau durch Appetitverlust, Herzklopfen und Erbrechen nach den Mahlzeiten. Hier kann eine Prise frisch geriebener Ingwer 1 - 2 Wochen lang 1 x täglich hilfreich sein. Zusätzlich genau darauf achten, -nichts Rohes, Kaltes oder Auskühlendes zu essen und sich relativ strikt an die Ernährungsempfehlungen zu halten. (Siehe Kapitel "**Verdauungsfeuer**" und "**Basisernährung**") z.B. alles gekocht oder gedünstet, Karotten, Fenchel,

Reis, Hirse, Rosinen, Mais, Kraftbrühe aus Rindfleisch, Hühnersuppe ...

Wenn die Hitze in der Leber "aufsteigt", kann sie den Magen peinigen. Die Leber hat so viel zu tun, dass ihr die nötige Ruhe fehlt (das Yin), sie arbeitet vermehrt (Yang). Die Frau verspürt Kopfschmerzen, Schwindel, ist gereizt, spürt Spannung unter dem Brustkorb, stößt sauer auf, hat einen bitteren Mundgeschmack und erbricht sauer oder bitter. Außerdem hat sie starken Durst.

Hier helfen Nahrungsmittel, die die Hitze der Leber kühlen und sie besänftigen, gleichzeitig das Magen- und Milz-Qi nähren und ausgleichen, z.B. Apfel, Erdbeeren, Weizen, grüner Tee, Spinat, Stangensellerie, Tomaten, Karotten, Süßkartoffeln, Mais, Reis, Hirse, Mandeln, Löwenzahn.

Ernährung während der Stillzeit und "Zufüttern" beim Kind:

Ganz besonders nach der Geburt sollte auf optimale Ernährung geachtet werden. Es gilt, die Energie, die während der Geburt verbraucht wurde, wieder aufzubauen. Die Mutter muss gestärkt werden, in China gilt der erste Monat nach der Geburt als der "Goldene Monat", wo, bei entsprechender Pflege, auch vorher bestehende Krankheiten ausgeheilt werden können. Traditionell werden dort Hühnersuppe (siehe **Basisrezepte**) und andere Blut aufbauende Nahrungsmittel eingesetzt.

Das Baby bekommt durch die Muttermilch einen idealen Start ins Leben. Die Verdauungsorgane des Babys sind sehr empfindlich und brauchen sieben Jahre, bis sie voll leistungsfähig sind. Auch hier wird die Ernährung dem Energiebild der Mutter angepasst. Die grundsätzlichen Ernährungstipps gelten natürlich weiterhin.

Ideal ist es, etwa ein Jahr zu stillen. Das heißt, rund sechs Monate voll und dann langsam immer weniger die Brust zu geben, wobei das Kind seinen Bedürfnissen entsprechend genährt werden sollte. (Trotzdem ist jede Situation individuell zu betrachten. Es gibt Kinder, die länger gestillt werden möchten.)

Das kann sich dann gegen Ende des ersten Lebensjahres auf "die eine Brust heute in der Früh, die andere Brust morgen" reduzieren. Das Stillen ist ein wunderbar einfaches Instrument, und die Milch und auch ihre Produktion passen sich ganz natürlich den Bedürfnissen des Kindes an. (Außerdem schmeckt sie immer anders, je nachdem, was die Mutter einige Stunden zuvor gegessen hat.)

Im sechsten Monat kann man, wenn es das Kind möchte, beginnen, einzelne Nahrungsmittel zuzufüttern, wobei hier traditioneller Weise mit 4

Std. geköcheltem Reisbrei begonnen wird. Etwa alle zwei bis drei Wochen kann man dann Karotten etc. - alles ebenfalls sehr lange geköchelt - dazu mischen, so erkennt man eindeutig auch gewisse Unverträglichkeiten.

Diese Empfehlungen sind natürlich auch dem Kind anzupassen.

*(Siehe **Buchtipps**: "Die fünf Elemente Ernährung für Mutter und Kind" und "Chinesische Heilkunde für Kinder")*

Mein Tipp:
*Nutzen Sie die Liste im Download (**www.laspas.at/de/schwanger.pdf**)*
"Schwangerschaft", wo Sie erfahren, welche Leitbahnen Ihres Kindes gerade ausgebildet werden, suchen Sie dann die passenden Lebensmittel aus der "Nahrungsmittelliste" und nehmen Sie diese verstärkt zu sich. So können Sie die Entwicklung Ihres Kindes gut unterstützen!

Notizen:

....

....

....

....

....

....

....

....

....

....

Sommerlust - frisch und unternehmungslustig durch den Sommer

Endlich ist es Sommer, die Sonne lacht, unsere Seele lacht mit ihr um die Wette. Es locken uns die Kirschen, Marillen, Pfirsiche mit ihren Düften und leuchtenden Farben. Der See oder das Meer glitzern einladend, kühl streicht das Wasser über die Haut. Der Sommer ist ein Genuss!

Während wir unsere Seele an den sommerlichen Tagen laben, arbeitet unser Organismus auf Hochtouren. Nach einem langen Sommer merken wir, dass wir müde und schlapp werden.

Der Sommer schmeckt nach Frische, ist kühl, salzig und auch süß. Wenn es so richtig heiß ist, möchten wir gerne Nahrung, die uns kühlt. Doch oftmals vergessen wir dabei, dass es auch im Sommer wichtig ist, unser Verdauungsfeuer und unsere Energiespeicher, die Nieren zu schützen.

Zu viel Eis, kalte Salate, Joghurt, Sauermilch und langes Baden im kühlen Wasser können "Kälte" in den Körper bringen, die sich dann dort festsetzt. Plötzliche Magen-Darm-Geschichten können das Resultat sein. Auch hier gilt: Bei jeder Art von Erkrankung suchen Sie bitte Ihren Arzt auf, damit er Ihre Beschwerden abklärt.

Der Sommer, das Feuerelement

Der TCM-Sommer entspricht dem Feuerelement - Wärme, Kommunikation und wenig Schlafbedürfnis. Er hat eine expandierende Kraft, will alles rasch und feurig angehen. Warten ist nicht möglich, alles scheint "zu langsam" zu gehen. Das Feuerelement entspricht in der menschlichen Entwicklung der Pubertät. Wenn wir wissen, dass in unseren pubertierenden Kindern gerade das "Feuerelement" wütet und dessen Qualitäten verstehen, fällt vielleicht das Zusammenleben leichter.

Die beiden Organe, die dem Feuerelement zugeordnet sind, sind Herz und Dünndarm. Jetzt ist es wichtig, über die Ernährung den Energiefluss im Feuerelement zu regulieren und vor allem darauf zu achten, dass die Hitze nicht übermäßig an uns zehrt.

Ernährung im Sommer

Im Sommer regiert das "Große Yang", das Maximum an Hitze herrscht vor. Nun ist es besonders wichtig, Blut und Säfte im Körper vor Schaden zu bewahrt.

Auf der anderen Seite ist es aber auch sehr wichtig, darauf zu achten, dass nicht zu viel an Feuchtigkeit und Kälte im Körper herrscht. Wie in einem Eiskasten kondensiert diese übermäßige Feuchtigkeit und führt zu unterschiedlichen Problemen.

Achten Sie daher auf die Nahrung, die Sie zu sich nehmen und darauf, dass sich Kühlendes mit Neutralem oder Wärmendem abwechselt. (Verwenden Sie dazu die Liste "Yin/Yang" aus dem **Downloadbereich** im Internet - siehe Anhang.)

Ganz wichtig: Trinken Sie genug, essen Sie immer wieder einmal etwas Salziges und etwas Saures (eine eingelegte Gurke, eine Olive, etwas Schafskäse). Statt Eis wirkt auch schon ein Stück Melone gut, das kühlt besser und macht nicht gleichzeitig so viel Schleim...

Gerade Menschen, die zu Wassereinlagerungen (Cellulite, Ödeme ...) neigen, sollen auf allzu viel rohes Obst und Gemüse verzichten. Besser sind leicht gedünstete Gemüse und Kompotte, die aber nicht heiß, sondern warm bis kühl als Salat zubereitet werden. Je nach Verdauungsleistung kann man dann z. B. zum gedünsteten Gemüse noch einen Anteil Tomaten oder grünen Salat dazu schneiden, zum Kompott etwas frisches Obst.

Die Menschen aus den Wüstenländern trinken zum Beispiel stark gesüßten, heißen Pfefferminztee, um den Körper kühl und feucht zu halten. Um die Schleimhäute zu befeuchten, ist jetzt hie und da ein Stückchen Süßes gut. Doch wenn die heißen Sommertage plötzlich in kalte umschwingen, dann sollten auch wir unsere Ernährung rasch an die Witterung anpassen.

Übermäßige Feuchtigkeit in den Gliedern merken wir, wenn wir in der Früh sehr müde aufstehen, obwohl wir ausreichend geschlafen haben. Wir merken es an einem Trägheitsgefühl, das sich erst gegen 11 Uhr am Vormittag auflöst. Oder, dass wir nicht "sehr springfreudig" sind, ähnlich dem Tennisball, der im Wasser lag ;-).

Wenn Sie Durst leiden...

... der sich mit Wasser nicht mehr löschen lässt, dann versuchen Sie das "Weizenwasser" –
> *(Die Zubereitung dazu finden Sie im Kapitel "**Rezepte**").*

Durst der sich nicht löschen lässt, wird in der TCM mit einem Yin-Mangel (ein Mangel an Ruhe, Kühle ...) verglichen. Zuviel Hitze ist im Körper. Weizen bringt Yin in den Körper, die Hitze wird gekühlt, der Durst vergeht.

Das Weizenwasser füllt also unsere Yin-Wurzel wieder auf.

Es kann auch bei folgenden Beschwerden die Yin-Wurzel auffüllen:
- Magenprobleme (z. B. Sodbrennen)
- Schlafprobleme
- Unruhe und Rastlosigkeit
- Stress, Wut, Ärger
- Offene Stellen im Mund, Zahlfleischprobleme, Zahntaschen und an den Mundecken

Notizen:

....

....

....

....

....

....

....

....

....

....

....

....

....

....

Stress lass nach

Stress ist eine Reaktion unseres Körpers, um unser Überleben zu sichern. Diese Reaktion hat uns über das Stadium des Frühmenschen gerettet, damit wir uns überhaupt so weit entwickeln konnten, wie wir es taten.

Geraten wir in Stress, dann mobilisiert unser Körper Kräfte, die es uns ermöglichen, rasche überlebenswichtige Aktionen zu starten. Weglaufen oder kämpfen, beides sehr aktive Tätigkeiten, bei denen Muskel- und Sehnenkraft gefordert ist. Diese Kräfte zur Verfügung zu stellen, ist nach der TCM Aufgabe der Leber. Das Qi wird mobilisiert, es sorgt für Durchblutung und Energiefluss.

Ist der Stressor (der Stress auslösende Faktor) überwunden, dann baut unser Körper die freigesetzten Hormone wieder ab, wir kommen zu Ruhe, das Qi entspannt sich wieder.

Stress lässt das Qi stagnieren

In unserem Leben häufen sich die Stressoren und sind Tag für Tag präsent. Zu viel Stress, zu wenig Bewegung. Dadurch kann sich das Qi der Leber nie richtig entspannen, längerfristig staut es sich und schädigt mit der Zeit die Leber.

Gleichzeitig wird das Qi auch weniger, weil es sich durch das Übermaß an Aktivität rascher verbraucht, als es "hereinkommt".

Der süße Geschmack entspannt Qi - wen wundert es, wenn wir in stress-reichen Zeiten stark nach Süßem verlangen? Gestresste Menschen haben ständig Hunger auf Süß.

Doch halt - hier liegt nicht etwa das Mittel der Wahl gegen Stress, zu viel Süßes zieht Feuchtigkeit in den Körper (denken Sie doch daran, wie Staubzucker verklumpt an der Luft), und diese sorgt in Form von "Verschleimung" ebenfalls für einen Qi-Stau!

Qi-Stau kann dazu führen, dass der Magen heiß wird, Sodbrennen und Aufstoßen können Anzeichen dafür sein. Auch Hämorrhoiden, Blähungen, Wut, Brustspannen vor der Menstruation und dergleichen.

Qi-Stau kann aber auch zu einer depressiven Stimmung führen. Mutlosigkeit, die wir intuitiv mit Essen kompensieren möchten - wir essen, weil wir müde, gestresst oder deprimiert sind - Übergewicht ist dann Tür und Tor geöffnet.

Weitere Symptome einer Qi-Stagnation und Qi-Leere können sein:

- Spannungen unterhalb der Rippen, die bei Bewegung besser werden
- Kopfschmerzen oder Migräne, die am Wochenende auftreten
- Aufwachstörungen zwischen 1 und 3 Uhr nachts
- Innerliche Anspannung und Wut
- Menstruationsprobleme
- Magen- und Darmprobleme

Qi-Stagnation kann zur Wut führen

Ist das Qi der Leber gestaut, dann entwickelt sich Wut. Ein richtig schöner Wutausbruch hilft dem Leber-Qi sich zu entstauen. Das ist ein ganz wichtiger Prozess, der dem Urmenschen geholfen hat, den angreifenden Säbelzahntiger zu erlegen. Wut ist eine wichtige Emotion (bitte dazu Kapitel "Wut" lesen"), die uns hilft, Dinge in Bewegung zu bringen. Doch wie bei allen Emotionen ist auch ständige Wut schädigend.

In unserer Gesellschaft müssen wir schon früh lernen, unsere Wut zu unterdrücken. Das beginnt beim Kleinkind und verschärft sich mit dem Erwachsenwerden. Vieles, was uns stört und gegen den Lebensfluss geht, müssen wir trotzdem tun. Dadurch staut sich das Qi schon sehr früh im Leben und macht sich in Form von diversen "Zivilisationskrankheiten" bemerkbar.

Ernährungstipps:

Probieren Sie Lavendelblütentee, Melissentee oder Kamillentee. Vermeiden Sie saure Nahrungsmittel, scharf Angebratenes, zu stark Gewürztes, Zucker und Kaffee.

Sie können ein wenig scharf (z. B. Lauch, Schnittlauch, angekeimte Rettichsprossen im Winter mitkochen!) probieren, sollten auf alle Fälle leicht verdauliche Speisen essen, wie zum Beispiel Getreideschrot, Polenta und Reis. Besondere Gemüse sind Sellerie, Rettich und Fenchel. Walnüsse, Rosmarin und Thymian zum Verfeinern.

Mein Tipp:

Überdenken Sie Ihre Situation und überlegen Sie, wie Sie Stress entkommen können. Teilen Sie Aufgaben aller Art auf, bitten Sie um Hilfe, wo es Ihnen möglich ist. Kommen Sie dabei an Ihre Grenzen, weil Sie darauf trainiert wurden, alles allein schaffen zu (müssen) können, erkennen Sie diesen Teil in sich und beachten Sie ihn in nächster Zeit mehr, er möchte erlöst werden.

Wir Frauen haben nicht nur unsere Erziehung, die uns zu Alles-tun-Müsserinnen gemacht hat, auch in unseren Genen schwimmt Jahrtausende alte ‚Erfahrung' mit. Eine Altlast, die wir erkennen sollen und die es nun an der Zeit ist, abzulegen.

Schwimmen Sie sich frei, organisieren Sie Ihr Leben so, dass Sie sich wohlfühlen - wer hat denn gesagt oder wo steht denn geschrieben, dass wir jeden Zwang, den uns Wirtschaft und Kultur auferlegen wollen, mitmachen müssen? Sind wir nicht alle wunderbar unterschiedliche Lebewesen? Haben wir da nicht auch eine wunderbar unterschiedliche ‚Behandlung' verdient?

Seufzen Sie öfter tief und heftig, das löst etwas die Spannung im Oberbauchbereich!

Notizen:

....

....

....

....

....

....

....

....

....

....

....

....

Wenn es sirrt oder rauscht - Tinnitus

Wenn es manchmal sirrt oder rauscht im Ohr, dann gibt es aus der Sicht der TCM alter- native Möglichkeiten, den eigenwilligen Geräuschen zu begegnen.

Natürlich sollten Sie zuerst zu Ihrem Arzt gehen, damit alle organischen Möglichkeiten abgeklärt werden. Danach können Sie mit der TCM oder der TCM- Ernährung Ihrem Körper helfen, seine Probleme zu lösen. Dazu ist es natürlich sehr hilfreich, wenn Sie so früh wie möglich starten.

Ohrgeräusche kennen viele von uns. Einmal sirrt es nach einem anstrengenden Tag voller Stress, ein anderes Mal rauscht es sachte. Manchmal bleibt auch nach einer Krankheit ein Ohrengeräusch zurück. Doch meist sind diese Geräusche nur vorübergehend und werden von uns daher nicht als besonders störend wahrgenommen.

Erst wenn sie übermäßig unser Leben beeinträchtigen, dann beginnt der Mensch nach Linderung zu suchen. Doch nach jahrelangem Tinnitus ist auch der Weg zur Linderung länger. Besser ist es auf jeden Fall, schon so früh wie möglich geeignete Schritte zu unternehmen.

Wie immer unterscheidet die TCM auch hier. Das erste Kriterium ist die Art des Geräusches. Ist es ein hohes Sirren, dann suchen wir nach einem Ungleichgewicht im Holzelement (Leber, Gallenblase), erinnert das Ohrengeräusch eher an fließendes Wasser, dann suchen wir im Wasserelement (Niere, Blase).

Tritt das Ohrengeräusch plötzlich auf, dann zeigt es, dass hier eher zu viel an Energie, eventuell sogar ein Hitzezustand herrscht. (So wie die warme Luft im Raum nach oben steigt, steigt auch beim Menschen die Hitze hinauf und produziert z .B. hohes Sirren im Gallenblasenmeridian, der neben dem Ohr verläuft) Tritt das Ohrenrauschen langsam auf, dann denkt die TCM eher an einen Leerezustand.

Ab da wird nach der Ursache gesucht, die bei jedem Menschen anders ist. Da es mannigfaltige Möglichkeiten gibt, möchte ich hier nur die Ursache vorstellen, die ich am häufigsten beobachten kann.

Eine der Ursachen des Tinnitus - Feuchtigkeit und Schleim

Die Ursache, die ich in meiner Praxis immer wieder beobachten kann, tritt auf Grund unserer Lebens- und Ernährungsform am häufigsten auf. Dabei handelt es sich um sogenannten "Schleim".

Schleim nennt die TCM ein Überangebot an Feuchtigkeit, das über eine gewisse Zeitspanne hinweg unseren Körper belastet und das er versucht auszuscheiden. Gelingt ihm das nicht ausreichend, dann komprimiert er die Flüssigkeit (siehe Kapitel: **"Unser Verdauungsfeuer"**) - Schleim entsteht. Und diese Schleimpäckchen werden überall dort gelagert, wo sie den Organismus nicht besonders stören. Das ist bei jedem Menschen wo anders.

Wenn "Schleim" im oberen Bereich des Körpers "steckt", kann eines der Symptome Tinnitus sein. Er "verlegt" den Meridian, in dem das Qi fließt, es kann schlechter fließen, dadurch entsteht Reibung, die wiederum Hitze produziert. Hitze steigt nach physikalischem Gesetz nach oben, also in den Kopf - im Falle von Tinnitus "sirrt" die Hitze dann entlang des Gallenblasenmeridians, der neben dem Ohr verläuft.

Zusätzliche Symptome können (müssen aber nicht) noch Müdigkeit, Konzentrationsschwäche, dumpfer Druck im Kopf und die sogenannte "verstopfte Nase" sein.

Wenn Sie den Tinnitus ärztlich abgeklärt haben, können Sie mit einer Umstellung auf die TCM-Ernährung sehr gute Erfolge erzielen. Außerdem kann Ihnen ein TCM-Arzt mit Akupunktur helfen.

Beides unterstützt Ihren Körper, den "komprimierten" Schleim wieder aufzulösen und auszuleiten.

Hilfreiche Ernährung

Im Falle von "Schleim" gibt es schon echte "Verbote" von gewissen Lebensmitteln - meist für eine Zeitspanne von 3 - 6 Wochen. Bedenken Sie, hier müssen nicht nur vorhandene Schleimpäckchen umgewandelt und deren Feuchtigkeit ausgeschieden werden, sondern gleichzeitig darf keine neuerliche Feuchtigkeit im Übermaß entstehen.

Meiden Sie alle Lebensmittel, die stark Schleim produzieren oder schränken diese zumindest stark ein. Das sind insbesondere:
- Milchprodukte
- Bananen
- fette und süße Speisen
- "Junkfood"
- zuckerhaltige Limonaden
- Tiefkühlkost
- Mikrowellenzubereitungen
- Fleisch
- Alkohol und Zigaretten

Zusätzlich produzieren auch "auskühlende" Lebensmittel mehr Schleim. (Lebensmittel, die in der warmen Jahreszeit oder in warmen Ländern reifen, kühlen den Körper von innen. Werden sie roh genossen oder im Winter, verstärkt sich der schleimproduzierende Effekt.)

Um Schleim umzuwandeln und auszuleiten werden folgende Nahrungsmittel eingesetzt:
Getreide (hier besonders Vollkornreis-Rundkorn, Hirse und Mais) und gedünstete Gemüse nach Jahreszeit, sowie bewegende Gewürze (z. B. Ingwer, Kardamom, Knoblauch, Rettich, Buchweizen ...). Daraus zaubern Sie Eintöpfe und Speisen.

Wichtig ist wie immer die Basisernährung.

(Siehe Kapitel "Basisernährung")

Notizen:

....

....

....

....

....

....

....

....

....

....

....

....

Stille Zeit der Trauer

Trauer ist Energie (Qi), die sich in einem weiteren lebenswichtigen Gefühl manifestiert.
(Lesen Sie dazu auch über die anderen Gefühle in den entsprechenden
Kapiteln*!)*

Wenn diese Energie stockt, übermäßige Trauer oder gar keine Trauer empfunden wird, kann sie zu körperlichen Beschwerden führen.

Steckengebliebene und unerlöste Trauer führt, wie alle anderen Arten der Qi- Stauung, mit der Zeit zu körperlichen Reaktionen, zum Beispiel Spannungen im Schulter- und Nackenbereich, die sich bis zu ernsten Erkrankungen entwickeln können.

Das Qi muss wieder fließen, die Trauer wieder in Bewegung kommen, damit sie nicht eingekapselt in uns zurückbleibt und uns unbewusst ein Leben lang begleitet.

Herbst, Trauer, Abschied, Trennung entsprechen in der TCM dem Element Metall.

Herbst ist die Jahreszeit, in dem die Hitze des Sommers der Kühle des Herbst/Winters weicht. Eine Periode, in der Yang (Sommer) dem aufsteigenden Yin (Herbst/Winter) Platz macht. Die Bäume verlieren ihr Blätterkleid, eine Phase der Trennung und des Abschieds, auch wenn wir wissen, dass dies ein notwendiger Schritt ist, denn wenn sich der Baum nicht vom Alten trennt, ist für das Neue (im Frühling) kein Platz.

Führten wir im Sommer ein Leben, das nach außen gerichtet war, beginnen wir nun, uns in uns selber zurückzuziehen und Ruhe zu tanken. Durch den Rückzug und die Besinnung finden wir zu innerer Ruhe und Ausgleich und können uns auf die Erfordernisse des nächsten Zyklus einstellen.

Viele Menschen spüren diesen Übergang, und immer wenn wir von etwas Altem scheiden (auch wenn es nur für sechs Monate ist), fühlen wir das Gefühl der Trennung, der Trauer.

Weiß ist die Farbe

... des Elements Metall. . Weiß entspricht in der TCM dem Westen, dort wo die Sonne untergeht. Ehe sie ganz verschwindet und sich von ihrem Farbenspiel verabschiedet hat, wird sie zu einer silber-weißen Scheibe. Ein weißer Gegenstand strahlt alle Lichtwellen ab, er behält nichts zurück, lässt alles los. Weiß ist daher die Farbe des Abschiednehmens, des Loslassens.

Dickdarm, trennt Reines von Unreinem

Die beiden Organe im Körper, die dem Metallelement zugeordnet sind, entsprechen logischer Weise all diesen Naturbeobachtungen.

Der Dickdarm, der die Funktion hat, Reines von Unreinem zu trennen (auch hier die Funktion des Trennens!). Er steht schlechthin für die Energie des "Loslassens". Menschen, die zu Verstopfung neigen, können oft nicht loslassen, möchten alles gerne kontrollieren und lassen nicht zu, dass etwas einfach geschieht.

Dieses Zurückhalten und nicht Loslassenkönnen betrifft aber nicht nur den Dickdarm, auch das zweite Organ, das dem Metallelement zugeordnet ist, ist davon betroffen - die Lunge, man hält die Atemluft zurück.

Die Lunge, Vermittler zwischen Yang und Yin

Die Lunge richtet sich einerseits nach außen zur Haut (Yang), andererseits aber auch nach innen und unten (Yin), ganz wie der Herbst den Wechsel von Yang zu Yin vollzieht. Wenn wir also im Herbst zu viel im Außen agieren, dann kann sich unsere Lebenskraft sehr schnell dort verlieren. Dabei sind alle Aktivitäten gemeint, physische sowie psychische. Wenn wir unsere Lebenskräfte im Herbst nach Außen wenden, bleibt uns im Winter nicht genügend Lebensenergie, um Kraft und Reserven für die nächste Wärmeperiode anzusammeln. Ähnlich wie der Landwirt, der im Herbst damit beschäftigt ist, Vorräte für den Winter zu sammeln. Würde er stattdessen seinen Vergnügungen nachgehen, hätte er im Winter nichts zu essen.

Die Emotion, die der Lunge entstammt, ist die Trauer. Es ist das Gefühl, das dem Herbst entspricht. Sammlung, Rückzug, Abschiednehmen und das Hinwenden zum Geistlichen und/oder Feinstofflichen. Friedhofskult, Halloween und andere Feste zeugen davon, dass auch in anderen Kulturen ähnlich empfunden und zugeordnet wurde und wird.

Trauer, ein lebensnotwendiges Gefühl

Die TCM geht davon aus, dass jedes Gefühl seine Richtigkeit hat und es wichtig ist, dies zu fühlen. Erst wenn ein Gefühl im Übermaß und zu lange vorherrscht, wirkt es sich auf der körperlichen Ebene krankmachend aus.

Trauer hilft uns dabei, Verluste zu verarbeiten. Wenn jemand stirbt oder man sich vom Partner trennt, dann ist das ein Verlust. Wir werden gleichsam gezwungen, in unserem Alltagsgeschehen eine Veränderung anzunehmen, die wir aber vorerst nicht akzeptieren wollen. Wir müssen uns trennen - und Trennung schmerzt. Der Schmerz (die Wut ...) ist aber meist das Gefühl, das uns hindert wirklich zu trauern.

Über die Trauer bekommen wir den Zustieg in den "Zyklus der Verarbeitung von Verlusten", der uns auch wieder herausführt aus der Phase und hinein in eine Welt neuer Perspektiven und Möglichkeiten (dem Frühling).

Ähnlich wie der Baum ohne (erkennbare) Emotion es erduldet, sein Blätterkleid zu verlieren, gelingt es uns über die Energie der Trauer loszulassen. Trauer hilft uns, Altes auszulassen, Abschied zu nehmen. Wir schauen dem Verlust ins Auge, haben aktiv teil an unserem Leben.

Und genau hier liegt auch die "Lösung" - dieses aktive Teilhaben, diese Bewegung des Loslassens, führt uns zur nächsten Energie - der Möglichkeit zur Veränderung. (Dem Frühling, wo der Baum neue Blätter bekommt.)

Wenn Trauer krank macht

Wenn der Zustand der Trauer zu lange anhält (aber auch, wenn ein Mensch gar nicht trauern kann), verletzt und schädigt dies sein Metallelement und kann zu Störungen im körperlichen Bereich (Lunge und/oder Dickdarm) führen.

Ist der Schmerz des Verlustes zu groß, als dass er vom Menschen zugelassen wird, dann tritt der Mensch in eine Art Schleife ein, in der er den Verlust permanent wiederholt. Die Trauer bleibt am tiefsten Punkt stecken, der Schwung, die Aktivität in Richtung Neuanfang fehlt. Körperlich kann das zu Atemwegserkrankungen führen, zu Erkrankungen der Nasennebenhöhlen, sich mit häufigen Erkältungen bemerkbar machen, sich in Hauterkrankungen manifestieren oder zu Beschwerden im Bereich des Dickdarms führen.

Der trauernde Mensch zieht sich in sich zusammen, schlingt die Arme um die Knie, möchte seine Umwelt ausschließen. Genau hier liegt auch schon Hilfe. Wenn er sich öffnen kann, die Arme weit ausstreckt zu beiden Seiten und tief durchatmet, dann gelangt neue Lebensenergie in die Lunge, die ihm hilft, dass seine Trauer in Bewegung kommt. Das Öffnen ist die Gegenbewegung zum "Sich verschließen".

Eine weitere Gegenbewegung kann sein, dass der trauernde Mensch sich wieder unter Menschen begibt, sich einen lustigen Film ansieht oder einfach nur bewusst versucht zu lachen.

Das Hinausgehen und das Lachen sind Energien, die die Trauer aufheben, dabei ist keineswegs gemeint, dass der Gegenstand der Trauer nun weniger ernst geworden ist. Nein, durch das Lachen und den Versuch, wieder Freude zu spüren (und sei es nur für einen kleinen Moment), kommt Bewegung in die Trauer, und wir erkennen neue Zukunftsperspektiven.

Tränen, die Quelle der Trauer

Tränen können jede Gefühlsregung begleiten. Sobald ein Gefühl unser Herz wirklich berührt, "fließt" es über. Im Herzen fühlen wir, es ist der Hort unserer Gefühle. Daher gelten Tränen nur dann als echt, wenn sie "direkt aus dem Herzen kommen".

Tränen haben im Trauerprozess eine wichtige Funktion. Wenn erst einmal die Tränen fließen, dann bedeutet das, dass wir im Fluss (des Trauerprozesses) stehen. Wenn Tränen fließen, trauern wir.

Oft können Menschen nicht weinen, wenn sie in der "Trauerschleife" fest hängen. Wenn sie die Tränen zulassen, dann kommt auch der Prozess wieder in Schwung, der Kreislauf hin zum Neuanfang kann fließen.

Nahrungsmittel, die das Metallelement stärken

Die Geschmacksrichtung für das Metallelement ist "scharf". Wenn Sie also nach scharfen Speisen ausgeprägten Gusto haben, dann weist das darauf hin, dass Sie vermehrt Metallenergien brauchen. Mäßig scharfe Speisen hie und da fördern das Metallelement. Doch allzu viel Scharfes kann austrocknend auf unsere Säfte (Blut und Körpersäfte, z. B. trockene Haut, trockene Schleimhäute, trockene Augen ...) wirken.

Um Ihre Lunge zu stärken, können Sie zwischen 15 und 17 Uhr etwas Süßliches zu sich nehmen. Dabei eignen sich ganz besonders gut Trockenobst, Nüsse mit Trockenobst, einige Rosinen oder ein Happen vom "selbst gemachten Marzipan" *(siehe **Rezeptteil**)*. Aber auch Getreide oder Bohnen haben einen leicht süßlichen Geschmack.

Zusätzlich nehmen Sie folgende Lebensmittel vermehrt zu sich:

Hafer, Erdnuss, Walnuss, Mandeln, Sellerie, Karotte, Pastinake, Champignon, Knoblauch, Weintrauben/Rosinen, getrocknete Marillen, Gans, Butterschmalz, Basilikum, Bohnenkraut, Thymian, Majoran, Origano, Rosmarin, Ysop.

Garen Sie Ihre Speisen im eigenen Saft oder im Backrohr, machen Sie Kompotte. Vermeiden Sie die "Feuchtigkeitstankstellen" (Kaltes, Rohes, Milch & Co) und alles extrem Scharfe.

Mein Tipp:

Gehen Sie in eine Ebene (oder auf einen Berggipfel) spazieren, richten Sie Ihr Auge auf den Horizont, tanken Sie diese Weite, die Sie zu neuen Perspektiven führen wird.

Mehr Lebensmittel finden Sie auf der Nahrungsmittelliste im Download auf meiner Webseite:
www.laspas.at/buch/nahrungsmittel.pdf

Notizen:

....

....

....

....

....

....

....

....

....

....

....

....

....

....

Wechseljahre - Zeit der Wandlung

Ein großer Neubeginn im Leben der Frau ist das Klimakterium, in dem sich der Körper von der fruchtbaren Phase auf die unfruchtbare umstellt. Das Klimakterium dauert bei jeder Frau unterschiedlich lange, wird aber meist mit einer Zeitspanne von 2 - 5 Jahren angegeben.

Von der Menopause spricht man, wenn die
Menstruation mindestens 6 - 12 Monate ausgeblieben
ist.

Das geschieht meist zwischen dem 48. und dem 55. Lebensjahr. Alle Beschwerden, die mit dem Klimakterium und der Menopause in Verbindung gebracht werden, entstehen nach der TCM aus einer Abnahme des Nierenenergie-Qi und der Nierenessenz Jing. Die Essenz Jing und Nieren-Qi sind nach der TCM in der Niere gespeichert. Durch das Ausbleiben der Regel spart der Körper wertvolle Energie, die nun der spirituellen Entwicklung der Frau zugutekommen kann.

Die Anzeichen der Wechseljahre:

Die Nieren haben nach der TCM als Wasserorgane einen besonderen Einfluss auf das Wachstum und die Regeneration. Sie nähren die Knochen, das Knochenmark, die Wirbelsäule, das Gehirn sowie alle Körperflüssigkeiten und Sekrete. Die Nierenenergie ist in Yin und Yang aufgeteilt. Ihre Abnahme ist ein ganz natürlicher Vorgang.

Doch während der Umstellungsphase kommt es zeitweise zu einem Ungleichgewicht zwischen Nieren-Yin und Nieren-Yang. Hitzegefühle und Schwitzen sind das Ergebnis, wenn das Yang überwiegt. Die Niere (Wasserelement) kontrolliert nun auch das Feuerelement nicht mehr ausreichend, es kann zu Schlafstörungen, Herzklopfen und unruhigem Geist kommen.

Überwiegt das Nieren-Yin, kann es zu Rückenschmerzen und Kältegefühl im Kreuzbereich und den Knien kommen. Reichlich blasser Harn oder gar Wassereinlagerungen in den Beinen können weitere Symptome sein. Im psychischen Bereich kommt es vor allem zu Unlust, was Unternehmungen und sexuelle Aktivitäten betrifft.

Wie stark jede Frau diese Umstellungsbeschwerden empfindet, ist individuell, aber auch sozial und kulturabhängig. In westlichen Ländern verbrauchen Frauen oft ihr Leben lang übermäßig Nierenenergie durch große Willensanstrengungen, ehrgeiziges Arbeiten, Nachtdienste oder unruhigen Lebenswandel.

Da alle Meridiane und Elemente miteinander korrespondieren, einander unterstützen oder überwachen, kommt es in der Folge auch zu energetischem Ungleichgewicht in anderen Organen/Elementen.

Der Wechsel ist eine Zeit, in der man verstärkt auf sich schauen sollte. Ausgewogene Ernährung nach den Grundsätzen der TCM, etwas mehr Ruhe und genügend Schlaf bringen auch die Lust wieder hervor.

Ernährungsempfehlungen:

Wenn Sie starke Hitzegefühle haben, dann sind unteranderem folgende Nahrungsmittel gekocht (aber lauwarm gegessen) zu empfehlen: Weizen, Hirse. Pistazien, Walnüsse, Zucchini, Spargel, Brokkoli, Tomaten, Blattsalate, Huhn, Rosinen, Himbeeren, Eier und Butter. Dazu kochen Sie etwas Essig, einen Hauch Ingwer (frisch), Kapern oder Oliven mit.

Als Unterstützung für das "Feuer des Lebens", also wenn Sie eher zu Kälte neigen und zu sexueller Unlust, dann sind unter anderem wärmende Nahrungsmittel zu empfehlen:
z. B. Karotten, Fenchel, Kastanien, Weintrauben, Rosinen, Hirse, Walnüsse, Kürbisse, Hirsch und Fisch.

Weizen eignet sich besonders gut bei Schlafproblemen und Hitzewallungen. Als Gewürze empfehle ich Ihnen, die Speisen mit Zimt, Anis und Nelken zu verfeinern. Auch Ingwer, Dill und Wacholderbeeren oder eine Prise Rosmarin sind wärmende Kräuter.

Doch Achtung mit den Gewürzen! Nehmen Sie zuerst nur wenig und fühlen Sie, wie der Körper darauf reagiert. Wenn Sie übermäßig schwitzen, dann verwenden Sie die Gewürze nur sparsam. Da aber jede Frau anders ist, empfiehlt sich einen individuellen Ernährungsplan machen zu lassen.

Allgemein für die Ernährung während des Klimakteriums und auch in der kühlen und kalten Jahreszeit gilt: Möglichst drei Mal täglich eine warme (gekochte) Mahlzeit essen, auf industriell hergestellte Nahrungsmittel, Tiefkühlkost und auf Mikrowelle verzichten. Tiefkühlkost nur sparsam einsetzen, da uns eingefrorene Nahrungsmittel keine Lebensenergie liefern. (Ansonsten siehe Kapitel *Basisernährung*)

Sonstige Tipps zur Stärkung der Nieren- (und Blasen-)energie:

- Schutz vor äußerer und innerer Kälte durch entsprechende Kleidung (Kopfbedeckung!) und Ernährung
- Ausschließlich warmes Wasser trinken (oder heißes, jedenfalls nie kaltes)

- Hie und da ein Fußbad mit Wacholderbeeren am Abend stärkt die "Tore des Lebens", die sich auf der Fußsohle befinden. Füße dann gut abtrocknen und warme Socken anziehen. Nie mit kalten Füßen schlafen gehen.
- Füße warmhalten
- Bewegungsübungen für Rücken- und Hüftbereich
- Angst überwinden - Mut und Selbstbewusstsein stärken
- Farblichtbehandlungen oder blaue Energiebilder

Notizen:

....

....

....

....

....

....

....

....

....

....

....

....

....

....

Schützende Wut

Wut ist ein Gefühl, das uns etwas Wichtiges zeigen möchte. Irgendetwas blockiert den freien, ungehinderten Fluss unserer Lebensenergie. Durch die Wut erkennen Sie diese Blockade und können handeln.

Wut ist die Emotion der Leber. Wut zu spüren, zeigt eine kräftige Leberenergie. Wut auf die Dauer zu unterdrücken und/oder ständig wütend zu sein, schwächt diese.

Im Frühling steigen die Säfte in der Natur wieder auf, das Element der Wut ist das grüne Holz. Es entspricht der Kindheit, und seine Organe sind Leber und Gallenblase.

Wut trägt dazu bei, das Leben, wo es stagniert, wieder in Fluss zu bringen. Wut ist eine gesunde und natürliche Reaktion der Leber auf Störungen, Blockaden, die dem natürlichen Qi-Fluss im Wege stehen.

Die Leber, unser "General"

Die Leber wird in der Literatur mit dem General beschrieben, der für Angriff und Verteidigung zu sorgen hat. Starke Leberenergie versorgt uns mit Überblick und Weitblick, lässt uns Neues sehen und kreativ sein. Sie sorgt dafür, das "große Ganze" zu erkennen und im Wohle der Gemeinschaft zu handeln.

Die Leberenergie sorgt dafür, dass Qi und Blut im ganzen Körper fließen. Die Leber ist auch diejenige, die als erste auf Stauungen im Qi-Fluss reagiert. Schneidende, stechende Schmerzen zeigen einen Qi-Stau an. Ein Stoßseufzer ab und an lässt die gestaute Leberenergie wieder frei fließen. Die Leber "nährt" außerdem Muskeln und Sehnen (wer schnell Muskelkater bekommt, der hat eine schwache Leberenergie) und macht die Augen klar (Unser Ausdruck "Wut macht blind!" zeigt, dass auch unsere Kultur die Verbindung Leber - Augen kennt.).

Zu viel Wut schadet der Leber

Zu viel Wut oder über lange Zeit unterdrückte Wut rauben der Leber ihre Energie. Ständige Wut ist auch von Natur aus nicht vorgesehen. Wut zeigt uns eine Störung an, wir reagieren darauf, indem wir die Störung aus der Welt schaffen - und die Energien können wieder fließen.

Doch in unserem Leben, unserer Kultur schaut es oft so aus, dass wir diese Blockaden nicht gleich verändern können. Wir quälen uns jahrelang am unpassenden Arbeitsplatz, stecken in der Partnerschaft ständig zurück, und auch sonst schaffen wir es nicht, Blockaden aus der Welt zu schaffen. Viele Menschen laufen mit einer unterdrückten Wut im Bauch herum, die oft auch nur ein Zeichen von Hilflosigkeit gewissen Situationen gegenüber ist.

Wer ein sprichwörtliches "Häferl" (wienerischer Ausdruck für einen Menschen, der zu viel/ständig Wut hat und in die "Luft" geht) ist, der bewegt seine Leberenergie nach oben, erzeugt so Hitze, die ungünstig auf den Organismus wirkt. Sie erwärmt nämlich das Blut derart, dass es "verdampft". Stellen Sie sich dazu einfach vor, Sie fahren mit angezogener Handbremse. Die Bremsbacken laufen heiß, reiben sich ab und werden weniger.

Genauso geht es mit unserem Blut. Und "zu wenig" Blut kann zu vielen "Zivilisationskrankheiten" führen.

In der Leber wohnt nach der TCM der Geist "Hun", die sogenannte Wanderseele, die vom Blut gehalten und genährt wird und die ihre Aufgabe darin hat, im Außen Eindrücke und Erfahrungen zu sammeln und nach Hause zu bringen. Sie gleicht innere Eindrücke mit den äußeren ab, wodurch wir uns im Leben und seinen Vorgängen besser zurechtfinden können. In der Nacht rastet sie in der Leber, um sich für den kommenden Tag zu stärken und regelt die Traumfunktion. So kann ein Mangel an Leber-Blut zum Beispiel zu Alb- oder Angstträumen führen, weil das Hun nicht mehr gut versorgt wird.

Eine schwache Leber führt zu Angst

Das Mutterelement vom Holz ist das Wasser *(siehe Kapitel "**Im Kreislauf der 5 Elemente**")*. Wasser hat als Emotion Angst. Geht der Leber die Energie aus, klopft sie bei ihrer Mutter an die Türe und bittet um Energie. Im Falle von übermäßiger Wut wird nun die Niere geschwächt, die als Emotion Angst hat. Ein Sprichwort drückt das genau aus: Der Ärger ist mir an die Nieren gegangen.

Was Sie tun können

Nehmen Sie das Gefühl Ihrer Wut als das, was es ist - ein wichtiger Hinweis darauf, dass irgendetwas Ihren Lebensfluss blockiert! Gehen Sie der Sache auf den Grund, suchen Sie das Gespräch oder streben Sie so rasch wie möglich eine Veränderung an, so schwer es auch sein mag, oft bringen Kleinigkeiten schon Erleichterung.

Von der Ernährung her können Sie Ihre Mitte stabilisieren (wärmende Speisen aus dem Erdelement), mit frischem Grün und hie und da einen Spritzer Essig oder Zitrone. Im Frühling, der Holz-Jahreszeit, können Sie besonders gut Ihre Leberenergie pflegen. Es gibt Bärlauch, Spinat,

Löwenzahn, frische Zwieberln, Stangensellerie, Apfel, Tofu, Sesam, Kirschen, etc.

Mein Tipp:

Lassen Sie unterschiedliche Samen keimen, die der Leberenergie guttun und über Salat, Auflauf oder Eintopf gestreut, herrlich schmecken!

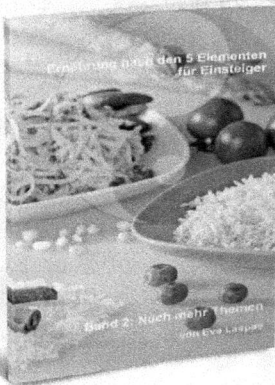

... und so geht es weiter:

Weitere Themen und Einstieg ins Tao - der chinesischen Philosophie.

Ernährung nach den 5 Elementen für Einsteiger,
2.Band,
Eva Laspas, ISBN 978-3950159356, € 12,74
© 2015 Verlag Laspas.

Verändern Sie Ihr Lebensgefühl!

Teil 3

Nützliches

Rezepte

Meine Rezepte sind kurz und bündig und daher ganz leicht zuzubereiten. So nach dem Motto: Wenn man ca. 20 Minuten zum Essen braucht, dann sollte man auch nicht länger für die Zubereitung benötigen. Dabei ist die aktiv in der Küche verbrachte Zeit gemeint, denn das Köcheln der unterschiedlichen Suppen oder Eintöpfe über lange Zeiträume geht ja von alleine und Bedarf meiner Anwesenheit in der Küche nicht.

Außerdem verwende ich viele Nahrungsmittel als Medizin, so wie es die Chinesen auch machen. In den original Heilrezepten gibt es meist ein bis zwei Zutaten. Keine Menge, wichtiger ist die Zeit, wo das ganze köchelt. Viele meiner Rezepte haben daher keine genauen Zutatenangaben. Das ist bewusst so gewählt und soll Ihnen mehr Freiraum einräumen, selber kreativ zu werden und intuitiv zu kochen. So können Sie für beliebig viele Personen zubereiten, die eine oder andere Zutat mehr oder weniger verwenden, je nachdem, welchen Geschmack Sie bevorzugen. Nur Mut!

Mein Tipp:
Probieren Sie eigene Kreationen zu erfinden - das macht Spaß und bringt
Abwechslung auf den Speiseplan!

Schlüssel:
(E) = Erdelement
(M) = Metallelement
(W) = Wasserelement
(H) = Holzelement
(F) = Feuerelement I = Liter
g = Gramm EL = Esslöffel TL = Teelöffel

Notizen:

....

....

....

....

Basis und Getränke

Kräftigende Gemüsesuppe:

Gekocht am Wochenende, aufbewahrt im Eiskasten oder haltbar einge-weckt im Marmeladenglas ist sie rasch aufgewärmt und trinkt sich für den raschen Hunger einfach göttlich!

Gemüse der Saison mit oder ohne Fleisch nach Lust und Laune klein schneiden (bei schöner Musik), in einen großen Topf geben (ca. 3 l fassend), würzen nach Belieben und 2 Std. köcheln lassen. Derweilen lesen/nichts tun/sich verwöhnen/meditieren - es kocht sich eh alleine. Dann Gemüse abseihen - und wegwerfen, nach drei Stunden ist die gesamte Energie aus den Nahrungsmitteln in der Suppe. Ist rasch aufgewärmt, trinkt sich sämig und belebt die Sinne!!

Gemüse z.B.:
Sellerie (E)
Karotte (E)
Gelbe Karotte (E)
Peterwurz (E)
Brokkoli (M)
Karfiol (M)
Lauch (M)
Kümmel (M)
Bohnenkraut (M)
Petersilie (W)
Wacholderbeeren (W)
Salz (W)
etwas. Essig (H)
Rosmarin (F)
Lorbeerblätter (F)
Wasser,

(Fleisch nach Belieben)

Wenn Fleisch, dann: Fleisch in 2 - 3 l Wasser aufsetzen und kochen, bis sich Schaum bildet. Schaum gründlich abschöpfen oder Absud wegschütten und das Fleisch abspülen. Danach erneut 2 - 3 l Wasser erhitzen, Fleisch mit geschnittenem Gemüse und Gewürzen mindestens 2 - 3 Std. zugedeckt simmern lassen.

Alle Einlage abseihen (kann weggeworfen werden). Die Suppe ist entweder eine Kraftnahrung in der Rekonvaleszenz, nach der Geburt, zum Energieaufbau oder dient als Basis für andere Suppen oder Speisen. Sie kann im verschlossenen Gefäß im Eiskasten einige Tage aufbewahrt werden, im Marmeladenglas sogar einige Wochen.

+++++

Getreidegrundrezept:

Menge Wasser und Getreide 3:1, aber bitte eher mehr Wasser zugeben als zuwenig. Getreide nimmt unterschiedlich Wasser auf, auch verschiedene Ernten vom selben Getreide nehmen unterschiedlich Wasser auf. Das Getreide sollte ganz weich sein und die Körner sich wie eine Blüte geöffnet haben.
Kochzeit: ca. 1 - 1,5. Std. simmern, dann im Topf auf der Platte das Getreide noch ausquellen lassen.
Getreide kann man sehr gut vorgekocht für das Frühstück im Eiskasten aufbewahren.

+++++

Eiersuppe - während der Menstruation als Frühstück

*(aus dem Buch: Der Schein des Mondes auf dem Wasser, siehe **Anhang**.*
Angaben für 1 Person)

150 ml Wasser
1 Esslöffel Rohrohrzucker (aus dem Chinaladen, der ist nämlich sehr wenig süß)
2 Eier
3 Esslöffel Reiswein (aus dem Chinaladen)

Bringen Sie in einem mittelgroßen Topf das Wasser und den Zucker bei mittlerer Hitze zum Kochen. Schlagen Sie zwei Eier in das kochende Wasser und lassen Sie alles zusammen aufkochen. Fügen Sie den Reiswein zu und schalten Sie den Ofen aus. Servieren Sie die Suppe heiß.

+++++

Süße schwarze Reissuppe - Blutaufbau während der Regel

(aus dem Buch: Der Schein des Mondes auf dem Wasser, siehe Anhang.
Für 4 Personen.)

Schaut aus und schmeckt wie ein rotes Kompott! Zutaten mögen etwas exotisch klingen, sind aber im Chinaladen erhältlich.

900 ml Wasser
1 Tasse schwarzen süßen Reis
Tasse getrocknete Longan-Früchte (auch Drachenaugen genannt)
10 chin. rote Datteln
EL chin. Rohrzucker (oder auch weniger nach Geschmack)
1 daumendickes Stück frischer Ingwer, geschält und fein geschnitten

Wasser, Reis, Longan-Früchte, Datteln und Zucker bei mittlerer Hitze aufkochen, dann ca. 2 Std. bei einem Minimum an Hitze weiterköcheln lassen, öfter umrühren! Das Ganze wird eher flüssig, wie ein Kompott - auch ideal für Kinder. Servieren Sie den Brei in Schüsserln z. B. als Nachspeise und streuen Sie den frischen Ingwer darüber.

+++++

Heilweinherstellung:

Früchte und Wurzeln eingelegt in Alkohol in einem Gefäß sind ein beliebtes Mittel zur Verstärkung der Wirkkräfte der Pflanzen. So können z.B. Datteln, Weintrauben, Kirschen, etc. in Rotwein eingelegt werden. Für Wurzeln eignet sich dann besser klarer Schnaps.

Geben Sie das Einlegegut in ein sauberes Gefäß, füllen Sie den Wein oder Schnaps dazu, schließen Sie das Gefäß und lassen Sie es an einem lichtgeschützten, kühlen Ort stehen. Öfter umdrehen und bewegen. Einlegedauer je nach Sorte zwischen 5 Tagen und 1 Monat, je nach Stärkegrad, probieren Sie einfach aus, was Ihnen guttut.

Datteln oder Kirschen in Rotwein: Verbessert Blutbildung Weintrauben in Rotwein: Zerstreut Qi und stärkt die Nierenkraft

+++++

Weizenvariationen:

Weizengrießkoch (ideal als Abendessen oder Frühstück):
1/4 l Sojamilch, Wasser, Milch oder Kompottsaft aufkochen lassen, nach Bedarf etwas Honig, Ahornsirup oder Gerstenmalz zugeben.

ca. 45 g Vollkornweizengrieß langsam einrühren und unter ständigem Rühren einmal aufkochen lassen. Eventuell ein kleiner Klecks Rahm, Butter oder Schlagobers darüber geben. Kann mit Nüssen oder Rahm verfeinert werden.

Alternativ:
Etwas mehr Grieß einrühren, dicke Masse auf ein Tablett streichen, nach dem Antrocknen in Stücke schneiden - ist ideal zum "Zwischen-durchessen"! Dazu passt gut ein Birnenkompott.

Pikante Variante:
1/4 l Gemüsebrühe
ca. 45 g Weizenvollkorngrieß langsam einrühren und unter ständigem Rühren einmal aufkochen lassen. Würzen. Eventuell ein kleiner Klecks Rahm, Butter oder Schlagobers. Verarbeitungsmöglichkeiten siehe oben.

+++++

Gemüsevarianten:

Gemüse nach Saison waschen, in Euro-große Stücke schneiden, miteinander dünsten und mit unterschiedlichen Gewürzen abschmecken.

Kann auch als "Salat" mariniert und ausgekühlt serviert, mit Käse im Backrohr überbacken oder als "Sause" püriert werden.
Zum Gemüse gekochtes Getreide, Getreidelaibchen, Polenta, etc. reichen.

+++++

Rezept "Orangentraum":

(kühles Getränk für den Sommer)

1 kg saftige Orangen
(eventuell 1 Joghurt oder 1/4 Sauermilch oder Sojamilch)
1 Prise Kakao
1 Prise Zimt
1 Prise Nelkenpulver
Wasser

Orangen auspressen, Saft in einen Standmixer geben, langsam mixen und Joghurt oder Sauermilch zugeben. Kakao-, Zimt- und Nelkenpulver nach Geschmack hinzufügen. Ein Schuss Wasser dazu - in Gläser füllen, trinkfertig.

Weizenwasser:

EL Weizen
l Wasser (bei Bedarf zugießen
in einem Topf mindestens 20 Min köcheln lassen (je nach Konstitution bis zu 2 Stunden)
Abseihen, lauwarm - kühl trinken (beruhigt, stärkt das Yin, bei viel Stress, vor Prüfungen, bei Einschlafstörungen, bei Durst, bei übermäßigem Schwitzen, bei Zahntaschen oder Mundaphten, Zahnfleischentzündungen, Gereiztheit ...)

+++++

Gerstenwasser:

(Vorbeugend bei Erkältungskrankheiten oder Grippe. Ohne Gewürze bei: Blasenentzündung, Magenleiden, als Muttermilchersatz nach dem Stillen - ebenfalls ohne Gewürze - und als Osteoporoseprophylaxe)

100 g Gerste auf 2 l Wasser 5 Std. einweichen lassen, im selben Wasser aufkochen.
Dazu 4 - 5 getrocknete Feigen,
1 Stückchen Zimt,
2 Gewürznelken,
1 Scheibe frischen Ingwer.

2 Std. köcheln lassen.

Zum Abschluss
1 Prise Salz,
einige Tropfen Zitronensaft und
1 Prise Kakao dazu geben.

Abseihen
Gerste kann noch als Müsli verwendet werden.

Verfeinerung zum Süßen: Mandelmus (aus dem Bioladen) oder Gerstenmalz

+++++

Wärmende Gerstensuppe

Die Buchstaben in der Klammer sind die Element-Zugehörigkeit, Menge bitte nach Bedarf an Personen und Geschmacksintensität anpassen!

Gerste (E, W)
Lauch (M), ca. 1 Stange
Ein Schuss Essig für die bessere Verdaulichkeit (H)
Kardamom zerstoßen (F)
Salz (W)
Sesam zum Bestreuen (W)

Gerste und Lauch waschen, Lauch in Ringe schneiden. In Wasser köcheln, zerstoßenen Kardamom dazu, einen Schuss Essig, ca. 1 - 2 Std. leicht simmern lassen, nach der halben Kochzeit Salz zufügen.

Wenn Suppe eingedickt ist, ist sie fertig. Sesam zum Bestreuen kurz vor dem Verzehr.

Bei schwächerer Verdauungsleistung Garzeit bis zu 4 Std. möglich. Haltbar in Einsiedegläser rund 1 - 2 Monate im Eiskasten. "Fleischtiger" können auch ein Stückchen mageren Speck, Selchfleisch oder dergleichen mit garen. Fein schmecken auch mitgekochte Walnüsse ... einfach der Fantasie freien Lauf lassen!

Notizen:

....

....

....

....

....

....

....

....

....

....

Pikantes

Flachbohnensalat mit Topinambur

Flache Bohnen (oder auch Fisolen, je nachdem, was es gerade gibt) (E)
Frühlingszwiebel (M)
Salz (W)
Topinambur (E)
Olivenöl (E)
Radieschen (M)
etwas Essig (H)
Prise Paprika (F)

Flache Bohnen putzen, mit klein geschnittener Frühlingszwiebel und Salz
weich dünsten. Frische Topinambur-Knollen bürsten, waschen (nicht
schälen) und in feine Scheiben schneiden. Mit etwas Jungzwiebel und Öl
in einer Pfanne glasig (bzw. weich) dünsten.
Radieschen schneiden, mit gekochten flachen Bohnen und Topinambur
als Salat in einer Schüssel anmachen.

+++++

Buchweizenlaibchen mit Nüssen

Ca. 200 g Buchweizen (E)
3 - 4 St. Jungzwiebeln (M)
eine Handvoll Walnüsse (W)
1 Ei zum Binden (E)
Salz (W)
Basilikum (F)
1 Tomate (H)
Olivenöl (E)
Wasser

Buchweizen ohne Fett rösten, mit etwas Wasser, geriebener Tomate und
geschnittenen Jungzwieberln, Salz und Basilikum weich dünsten. (eine
eher festere Masse soll entstehen) In eine Schüssel geben und mit
Nüssen (klein gehackt) und Ei zu einem Teig binden.

Mit befeuchteten Händen Laibchen formen und in Olivenöl herausbacken.

+++++

Griechisches Allerlei - Gemüsevariationen

4 Zucchini (E)
je 1 Paprika (3 Sorten) (F)
1 Bund Jungzwiebeln (M)
5 St. Karotten (E)
500 g Tomaten (H)
Wasser (W)
Salz (W)
Pfeffer (M)
etwas Majoran (F)
Origano (M)
Olivenöl (E)

Gemüse waschen, Zucchini in ca. 1 cm breite Scheiben, Paprika in Scheiben, Karotten in schräge Scheiben und Jungzwiebeln in Ringerl schneiden, Tomaten reiben (oder im Mixer pürieren), mit Gewürzen und etwas Olivenöl auf kleiner Flamme ca. 40 - 50 Min. köcheln lassen.

+++++

Hirse mit Lauch und Curry:

Hirse (E)
Wasser (W)
Lauch (M)
Salz (W)
Orange (H)
Curry (F)
1 Ei (F)

Hirse und Wasser (Verhältnis 1:3) mit Lauch und Salz weichköcheln, Orange einstweilen schälen und enthäuten. 2 - 3 Scheiben in kleine Stückchen schneiden, in die gegarte Mischung einrühren, mit Curry abschmecken, 1 Ei dazu, in eine befettete Form füllen, ca. 40 Min. backen bei 170° Umluft. Ev. Kürbis- oder Sonnenblumenkerne darüber streuen.

+++++

Tomatendip:

Tomaten (H)
Rosenpaprika (F)
Sesamöl (E)
Pfeffer (M)

etwas Wasser (W)
Salz (W)

Tomaten auf der Küchenreibe reiben (so bleibt die Haut über, das geht ganz rasch!), mit den restlichen Zutaten abschmecken und köcheln bis gar (je nach Verdauungsleistung ca. 20 - 40 Min.).

Mit diesem Tipp machen Sie auch die "falsche Pizza" (siehe auch Tomatenpolenta): Rühren Sie einfach Maisgrieß in den Dip, bis ein dicker Brei entsteht, befetten Sie ein Backblech, verteilen Sie die Masse darauf, streuen Sie Käse darüber und lassen das ganz bei 200° ca. 40 - 50 Min. im Backrohr fertiggaren.

+++++

Fenchel mit Nüssen:

1 Knolle Fenchel (M)
1 Handvoll Walnüsse (W)
Olivenöl (E)
Salz (W)
Gelbwurz (F)
etwas Weißwein (H)

Heiße Pfanne mit Öl (E), Fenchel klein schneiden, etwas anrösten, Salz und Walnüsse dazu, mit Weißwein ablöschen, dünsten und mit Gelbwurz würzen.

+++++

Spinat mit Knoblauch und Pinienkernen

1 kg Spinat (H)
1/2 Stange Lauch (M)
Knoblauch (M)
Salz (W)
etwas Majoran (F)
1 Handvoll Pinienkerne (H)
Olivenöl (E)

Wasser im Topf erwärmen, Spinat waschen und in Stücke reißen, Lauch und Knoblauch schneiden und dazugeben, mit Majoran, Salz, Olivenöl und Pinienkernen abschmecken und ca. 20 - 40 Min. (je nach Verdauungsleistung) simmern lassen.

Karottensalat (gekocht)

Ca. 1/2 kg Karotten (E)
Nelkenpulver (M)
Essig (H)
Rosenpaprika (F)
Kürbiskernöl (E)
Wasser (W)

Karotten (zum Ausprobieren auch einmal in unterschiedlichen Formen schneiden, z. B.: Stifterln, runde Scheiben, schräge Scheiben, große Stücke, Würfel - schmeckt alles anders - welche Schnittart schmeckt Ihnen am besten?) mit etwas Wasser in einem Topf zugedeckt weich simmern (ca. 20 - 40 Min. je nach Verdauungsleistung und Größe der Karottenstücke).

Gekochte Karotten in einer Schüssel Karotten (E),
Prise Nelkenpulver (M),
Essig (H),
Rosenpaprika (F),
Kürbiskernöl (E)
als Salat anmachen.

+++++

Tomatenpolenta mit Käse überbacken:

5 große Tomaten (H)
1 Bund Jungzwiebeln (M)
1 Bund Petersilie (W)
Salz (W)
Pfeffer (M)
Polenta (E)
Oregano (F)
Käse (E)

Tomaten auf dem Reibeisen reiben oder in der Küchenmaschine zu Mus verarbeiten (so bleibt uns die langwierige Prozedur des Abschälens erspart), Jungzwiebeln waschen und in Ringerln schneiden. Petersilie hacken, alle Zutaten in einem Topf mit Salz und Pfeffer abschmecken.

Ca. 30 Min. simmern. Einstweilen Backblech befetten. Mischung vom Herd nehmen, Polenta einrühren bis ein dicker, feuchter Brei entsteht, auf Backblech leeren, verstreichen mit Oregano und Käse bestreuen. Bei 180° Umluft ca. 40 Min. backen bis mit Stricknadeltest gar.

Kochsalat mit Erbsen

1 kg Kochsalat (H)
ca. 1/2 kg Erbsen in der Schote (E)
1 Bund Jungzwiebeln (M)
Salz (W)
Pfeffer (M)
etwas Majoran (F)
eventuell etwas Rahm (E)

Erbsen auslesen, Kochsalat waschen und schneiden, mit Jungzwiebeln, Erbsen und Gewürzen in einen Topf geben und dünsten, bis Erbsen weich (gar) sind - eventuell Rahm einrühren.

+++++

Linseneintopf:

(Zubereitungszeit: 10 Min., Kochzeit: 1 Std.) 250 g Linsen (über Nacht einweichen) (E)
Karotte (E)
1/2 Zwiebel (M)
Basilikum (F)
Salz (W)
evtl. 2 Handvoll Haferflocken (E)
Essig zum Abschmecken (H)

Linsen mit reichlich Wasser abkochen, schmutzig-weißen Schaum abschöpfen oder ganzes Wasser abschütten, Linsen waschen, mit frischem Wasser wieder aufsetzen.

Für gesunde Mägen: Zwiebel in Sonnenblumenöl anschwitzen, Karotten fein geschnitten, Salz und Basilikum dazugeben.

Für empfindliche („heiße") Mägen: Zwiebeln gleich mit den Linsen mitkochen.

Alles ca. 1 Std. (oder mehr, je nach Verdauungsleistung) auf kleiner Stufe köcheln lassen. (Je länger es köchelt, desto mehr Energie bekommt die Speise und desto leichter kann man den Eintopf verdauen.

Zum Schluss mit Essig abschmecken und eventuell mit Haferflocken binden. Dieser Eintopf kann auch am nächsten Tag noch gegessen werden und bietet ein wärmendes Frühstück.

Spinat:

1/2 kg frischen Spinat (H)
Jungzwieberl nach Geschmack (M)
Salz (W)
Butterschmalz (E)
Prise Kardamom (F)

In einem großen Topf fingerhoch Wasser erhitzen, einen Klecks Butter-
schmalz und geschnittene Zwiebeln dazu. (Für gesunde Mägen kann die
Zwiebel auch angeschwitzt werden.) Leicht dünsten lassen.
Spinat waschen, bündeln und einmal bis zwei Mal in der Mitte durch-
reißen.
In den Topf geben, Deckel drauf und ca. 10 Min. auf kleiner Flamme
köcheln lassen.
Würzen.
Als Variante Pinienkerne oder Sonnenblumenkerne mitkochen oder
darüber streuen.
Der Spinat lässt sich gut mit Hirse oder Vollkornreis mischen oder kühl mit
etwas Essig und Öl als Salat essen.

+++++

Hirseauflauf:

Tassen Hirse (E) (Als Variante auch mit Bulgur, Couscous ...)
5 Tassen Wasser (W)
1/2 Stange Lauch (M)
2 - 4 Datteln (ungesüßt) (E) (Als Variante auch Schinken, Selchfleisch,
Orangen ...)
1 Ei (E)
Salz (W)
evtl. Curry (F)
etwas Sauerrahm zum Verfeinern etwas kaltgepresstes Öl nach Wunsch
Butter für die Auflaufform (E)

Hirse in Wasser köcheln, Schaum abschöpfen, geschnittenen Lauch und
Salz dazugeben und weichköcheln. Einstweilen Datteln klein schneiden,
in einer Rührschüssel Hirse/Lauchmischung mit Datteln vermengen, Öl
dazugeben, mit Curry abschmecken. Ei und Sauerrahm unterrühren,
Auflaufform mit Butter befetten und Masse einfüllen. Ca. 30 - 40 Min. bei
ca. 200° (Umluft) backen.

+++++

Polenta (salzig):

Wasser oder Gemüsebrühe (5 - 6 Tassen) erhitzen, klein geschnittene Karotten, frische Erbsen (oder Gemüse nach der Saison) und Polenta (1 Tasse) einrühren, würzen nach Belieben, ca. 20 Min. kochen und quellen lassen.

+++++

Champignons (oder andere Pilze):

1/2 kg Champignons (E)
etwas Butter oder Butterschmalz (E)
Salz (W)
eine Prise Ingwer (M)
1 Tropfen Essig (H)
Prise Paprika (F)

Etwas Butterschmalz in der Pfanne erhitzen, gewaschene und geviertelte Champignons in die heiße Pfanne geben, würzen und unter Aufsicht ca. 5 - 10 Min. köcheln lassen, bis alles Wasser verdunstet ist, dann einige Minuten goldbraun rösten. NICHT zudecken!

Alternative:
Eventuell eine Frühlingszwiebel klein geschnitten dazu oder einmal eine gelbe oder grüne Paprika.

+++++

Bohnen:

Tassen Bohnen (E)
1 große Karotte (E)
Frühlingszwiebeln (M)
evtl. ein bis zwei Tomaten gerieben (H)
Salz (W)
Rosmarin (F)

Bohnen mit reichlich Wasser mindestens 12 (bis 24 Std., alle 12 Std. Wasser wechseln) ansetzen, abseihen und mit frischem Wasser abkochen, schmutzig-weißen Schaum (Eiweiß) abschöpfen oder ganzes Wasser abschütten, Bohnen waschen, mit frischem Wasser wieder aufsetzen.

Für gesunde Mägen: Zwiebeln in Sonnenblumenöl anschwitzen, Karotten fein geschnitten, Salz und Rosmarin dazugeben.

Für empfindliche Mägen: Zwiebeln gleich mit den Bohnen mitkochen.

Alles ca. 2 Std. (oder mehr, je nach Verdauungsleistung) auf kleiner Stufe köcheln lassen. (Je länger es köchelt, desto mehr Energie bekommt die Speise und umso leichter kann man den Eintopf verdauen.

Zum Schluss mit Essig abschmecken.

Dieser Eintopf kann auch am nächsten Tag noch gegessen werden und bietet ein wärmendes Frühstück.

+++++

Kichererbsen:

Zubereitungszeit:
10 Min., Kochzeit: 1 - 4 Std. je nach Verdauungsleistung

250 g Kichererbsen (über Nacht einweichen) (E)
5 große Karotten (E)
1/2 Zwiebel (M)
Basilikum (F)
Salz (W)
evtl. 2 Handvoll Haferflocken (E)
Essig zum Abschmecken (H)

Kichererbsen mit reichlich Wasser mindestens 12 (bis 24 Std., alle 12 Std. Wasser wechseln) ansetzen, abseihen und mit frischem Wasser abkochen, schmutzig-weißen Schaum (Eiweiß) abschöpfen oder ganzes Wasser abschütten, Kichererbsen waschen, mit frischem Wasser wieder aufsetzen.

Für gesunde Mägen: Zwiebel in Sonnenblumenöl anschwitzen, Karotten fein geschnitten, Salz und Basilikum dazugeben.

Für empfindliche Mägen: Zwiebeln gleich mit den Kichererbsen mitkochen.

Alles ca. 1 Std. (oder mehr, je nach Verdauungsleistung) auf kleiner Stufe köcheln lassen. (Je länger es köchelt, desto mehr Energie bekommt die Speise und umso leichter kann man den Eintopf verdauen.

Zum Schluss mit Essig abschmecken und eventuell mit Haferflocken binden.

Dieser Eintopf kann auch am nächsten Tag noch gegessen werden und bietet ein wärmendes (pikantes) Frühstück.

+++++

Curryhuhn mit Klebreis

1 Hühnerbrust (E)
1 gelber Paprika (E)
1 Bund Frühlingszwiebeln (M)
1 - 2 Karotten (E) Gemüsebrühe
1/2 Becher Schlagobers (Sahne) für die Soße (E)
Curry (F)
Salz (W),
Pfeffer (M)
Butter (E)
1 Apfel (H)
Butter (E)
1 Hand voll Cashewnüsse (M)
Reis (E)

Das Gemüse putzen, schälen und klein schneiden. Ein bisschen Butter in einem Topf oder hoher Pfanne erhitzen und das Gemüse darin andünsten und mit reichlich Curry (je nach Geschmack) bestreuen. Nach ca. fünf Minuten mit der Brühe aufgießen und zum Kochen bringen. Anschließend ca. 20 Minuten köcheln lassen.

In der Zwischenzeit das Hühnerbrustfilet und den Apfel in mundgerechte Stücke schneiden und mit Salz, Pfeffer und Curry würzen.

Ein bisschen Butter in einer Pfanne erhitzen und das Fleisch darin anbraten. Nach einiger Zeit die Apfelstückchen mitbraten.

Ein bis zwei Liter Wasser mit einem Teelöffel Salz zum Kochen bringen und den Reis ca. acht Minuten darin gar kochen.

Wenn die Soße fertig ist, Schlagobers (Sahne) unterrühren und nochmals aufkochen. Wem die Soße zu dünn ist, der kann sie auch mit ein bisschen Mehl und Wasser andicken. Das Fleisch dann hinzufügen - und wer es gerne scharf hat, sollte mit Cayennepfeffer oder etwas Chili abschmecken.

Cashewnüsse in einer Pfanne ohne Öl bei großer Hitze kurz anrösten, über das Hühnercurry streuen und mit Reis anrichten.

Spargel

1 kg Spargel (M) (W)
Salz (W)
Butter (E)
etwas Essig (H)
Prise Chili (F)

Spargel schälen, in eine Pfanne schlichten, Wasser, Butter, Salz und Chili zugeben, weichdünsten. Kann auch ohne Soße sehr gut genossen werden!

+++++

Erdäpfel (Kartoffel) - Lauch - Variation

1 kg Erdäpfel (E)
1 Stange Lauch (M)
Salz (W)
etwas Majoran (F)
Olivenöl (E)
Bärlauch fein geschnitten (H) (oder Schnittlauch)

Erdäpfel mit der Schale weichkochen. Einstweilen Lauch in Ringe schneiden und mit Salz und Majoran in ganz wenig Wasser dünsten.

Erdäpfel und Lauch mit Salz und Olivenöl in einer Salatschüssel abschmecken, ev. Bärlauch zum Verzieren.

+++++

Notizen:

....

....

....

....

....

....

Süßes

Selbstgemachtes Marzipan:

Gemahlene Mandeln und Honig zu einer festen Masse verkneten, hält Wochen in einer Tupperdose im Eiskasten. Je nach Feinheit der Reibung brauchen die Mandeln mehr oder weniger Honig.

Zwischen 15 und 17 Uhr genossen, stärken Sie mit dem Mandelmus die Energie Ihrer Lunge - ideal für Herbst und Winter!

Probieren Sie auch: Walnüsse in Honig oder Pinienkerne in Honig (letztere sorgen auch für Stuhlgang.)

+++++

Kräftiges Herbstkompott:

(Zubereitungszeit: 10 min, Kochzeit: 10 min)
Äpfel (H) und
Birnen (E) nach Belieben
Rosinen (E)
Walnüsse (W)
Nelken (M)
Zimt (F)
wenig Wasser (W)

Obst waschen, entkernen und vierteln, Gewürze dazugeben, dann langsam in einem Topf mit wenig Wasser erhitzen und ca. 10 Min. auf kleiner Flamme köcheln lassen. So bekommt man warmes Obst, das noch bissfest ist und viel Energie für die kalte Jahreszeit spendet.
Es hält sich auch einige Tage im Eiskasten, sollte aber vor dem Essen erwärmt werden. Dazu kann man einige Handvoll Haferflocken einstreuen, etwas Wasser dazu und zu einem warmen Frühstück kurz aufkochen lassen. (süß)

+++++

Müsli aus gekochtem Getreide:

Rasche Version:
Getreide(-mischung) kochen oder in der Pfanne aufwärmen, Trockenfrüchte und Nussmischung dazugeben - fertig.

Weitere Varianten:
Kompott aus Obst und Trockenfrüchten simmern. Dann Flocken dazugeben und einmal aufkochen lassen. Grieß (Dinkelvollkorn-, Weizenvollkorngrieß oder Polenta dazugeben und einmal aufkochen lassen.
vorgekochte Getreidemischung darunterheben.

+++++

Pflaumen-Hirse-Variation:
Hirse mit Wasser kochen (nach Grundrezept). In Wasser eingeweichte
Pflaumen (Vorabend) oder frische Pflaumen mit dem Wasser aufkochen.
Mit der Hirse vermischen evtl. süßen mit Honig, Ahornsirup ... oder
einfach Rosinen mitkochen.

Marillen-Hirse-Variation - siehe Pflaumen-Hirse-Variation

+++++

Polenta:
(süß)
Milch, Sojamilch oder Wasser (5 - 6 Tassen) erhitzen, Polenta (1 Tasse)
einrühren, klein geschnittene Marillen und/oder Datteln dazugeben, ca. 20
Min. kochen und dann quellen lassen. Eventuell mit Honig oder
Ahornsirup süßen.

+++++

Grießschnitte mit Kompott
Tasse Dinkelvollkorngrieß (E)
4 - 5 Tassen Wasser (W)
Evtl. Brauner Zucker (E)
EL Rahm (E)
etwas Kardamom (F)
1/2 Birne (E)
1/2 Apfel (H)
Cashewnüsse gehackt und geröstet. (M)

Wasser [mit Zucker aufkochen - wer es süß haben möchte], Grieß
langsam unter ständigem Rühren zugeben. Einmal aufkochen lassen.
Vom Feuer nehmen und mit Rahm sowie etwas Kardamom in einem Mixer

fein pürieren. Ein einer befetteten Form (Tupper) im Eiskasten kühl stellen.

Obst vierteln und mit etwas Wasser zu einem Kompott dünsten. Cashewkerne hacken und in Pfanne ohne Öl anrösten.

Kalte Grießschnitten in passende Scheiben schneiden, mit Kompott und Cashews bestreut servieren.

+++++

Kalter Obstsalat der Saison mit Zimt

Marillen (E) (H)
Pfirsiche (E) (H)
Kirschen (E)
Rum (F)
Zimt (M)
Evtl. etwas Honig (E)
Wasser (W)

Obst waschen, entkernen und in größere Stücke schneiden (evtl. leicht andünsten), Wasser mit Rum und Honig mischen, darüberleeren, mit Zimt würzen. Dazu können Kuchen oder Kekse gereicht werden.

+++++

Bratäpfel mit Mandeln und Honig

Äpfel (H)
etwas Kardamom (F)
Mandeln gerieben (E)
etwas Butter (E)
Honig (E)
etwas Zimt (M)
etwas Wasser (W)

Äpfel entkernen und in einer Backform anrichten, Kardamom, Mandeln, Honig, Butter und Zimt im Rohr backen bis gar. Dazu kann Sauerrahm mit Zimt gereicht werden!

+++++

Obst gebacken mit Topfenrahm

Äpfel (H)
Birnen (E)
Bananen (E)
Honig (F)
Rum (M)
etwas Wasser (W)
Topfen (E)
Rahm (E)

Obst waschen, schneiden, in der Backform anrichten, Wasser mit Rum und Honig mischen, darüberleeren. Bei 180° ca. 20 Min.

Einstweilen Topfen und Rahm mischen, dazu reichen.

Notizen:

....

....

....

....

....

....

....

....

....

....

....

Wie das Leben so spielt ... - Über die Autorin

Schon immer hatte ich "magische" Fähigkeiten. Als ich ein Kind war, kein Eis bekam, aber eines wollte - fand ich immer das nötige Geld dazu in unserer Gegend in den Wiesen und auf den Gehwegen.

Mit 16 ging ich Zigarette rauchender Weise (durfte ich natürlich nicht) auf dem Heimweg, als mir meine innere Stimme empfahl, doch den nächsten Weg links zu nehmen (diesen Weg nahm ich sonst nie). Das tat ich nicht - eben weil es mir unsinnig vorkam. Keine zwei Minuten später lief mir meine Mutter über den Weg ... Damals schwor ich mir, immer auf meine innere Stimme zu hören - auch wenn es scheinbar noch so unsinnig ist.

Zu-Fälle gehören zu meinem Leben. Gewisse Dinge waren mir schon immer klar. Ich wusste mit 16, dass ich einmal eine eigene Firma haben würde. Der Weg dorthin dauerte 18 Jahre, in denen ich - scheinbar zusammenhanglos - Kurse, Seminare und Ausbildungen machte. Alle diese Kenntnisse haben sich wie Puzzlesteine (nach meiner Karenz mit meiner Zweitgeborenen) nahtlos und "zu-fällig" zu einem Ganzen gefügt.

Ich bemühte und bemühe mich, zum Wohle unserer Mutter Erde und der Menschen zu handeln - aus bestem Wissen und Gewissen. Aus den Ergebnissen meines Tuns ziehe ich meine Erkenntnisse und danke allen Menschen, die ich bisher auf meinen Lebensweg getroffen haben, um mich klarer erkennen zu lassen. Gleicherweise freue mich auf jene, die ich noch kennenlernen darf.

Meine drei Kinder (*1996, 1997, 2006) und mein vielschichtiges Unternehmen in Liebe und zum Erfolg aller zu managen, ist mein Lebensinhalt. Eine Teilung zwischen "Beruf" und "Privat" für mich daher Illusion.

Durch mein Tun erfahre ich das "Leben" an sich und kann mich weiterentwickeln. Ich versuche, mit dem Tao zu leben- und es gelingt mir durch das Tao von Tag zu Tag besser. Was ich erfahren habe und leben kann, das gebe ich an Suchende weiter. Dankbarkeit für das Leben und Demut vor dem Leben selbst zu empfinden ist nun mein Weg.

Mein Motto: Heute ist ein guter Tag!

Erfolg ist für mich, wenn andere durch mein Handeln Erfolg haben. Ende 2016 ist der Weg der Ernährungsberatung nach 13 Jahren für mich zu Ende gegangen. Für mich war die Entscheidung, die komplette Beratung auf die „neuen Medien" umzustellen oder aufzuhören.
Ich habe mich entschlossen, einen neuen Weg einzuschlagen und meiner Leidenschaft des Schreibens nachzugehen. So nutze ich meine zahlreichen

kaufmännischen Ausbildungen für TCM-Ernährungberaterinnen, die ich beim Start in die Selbstständigkeit oder im Marketing begleite.

Berufliche Ressourcen und Ausbildungen finden Sie auf meiner Webseite: www.laspas.at

Es geschehe, was immer zum Wohle Aller ist. So sei es.

Eva Friederike Laspas

Agentur Laspas – Marktpräsenz durch Text
Polgarstr. 13E/7
Wien 22
Tel.: (01) 280 76 27
www.laspas.at

Notizen:

....

....

....

....

....

....

....

....

....

....

....

....

Literaturliste:

Die Fünf Elemente Küche
v. Claudia Nichterl AV Verlag ISBN 3704020567

Die fünf Elemente Ernährung für Mutter und Kind
v. Barbara Temelie u. Beatrice Trebuth Verlag Joy ISBN 3-928554-09-3

Die 5 Elemente Ernährung
v. Barbara Temelie u. Beatrice Trebuth Verlag Joy ISBN 3-928554-09-3

Das 5 Elemente Kochen im Einklang mit den Jahreszeiten
Roswitha Fehrer Ennsthaler Verlag ISBN 3850685381

Power Frühstück
Energie für den ganzen Tag
v. Claudia Nichterl Österreichischer Agrar Verlag ISBN 3704020818

Nieren - Hüter unserer Gesundheit
v. Lilo Gaudszun Verlag Aurum ISBN 3-591-08478-6

Qi - Lebenskraftkonzepte in China
v. Manfred Kubny Haug Verlag ISBN 978-3830471059

Tai Chi
v. Jutta Besser Uranis Verlag ISBN 3-332-01570-2

Mit Qi Gong durch das Jahr
v. Paul Shoju Schwerdt Theseus Verlag ISBN 3-89620-240-5

Energiezonen-Massage
Heilsame Kraft für Körper und Geist
v. Veronika Schnellbach ISBN 3-332-01574-5

Das heilende Tao
Achim Eckert
Verlag Herman Bauer ISBN 3762608695

Chinesische Heilkunde für Kinder
v. Bab Flaws Joy Verlag ISBN 3-928554-25-5

Traditionelle Chinesische Medizin für Frauen
v. Sabine Patzek und Karin Hertzer Verlag Ehrenwirth ISBN 3-431-04006-3

Die 24 geheimen Energiepunkte der Frau
v. Jeanne E. Blum Verlag Lüchow ISBN 3-363-03032-0

Meridian Karten
5 Karten für Meridianmassage, Shiatsu und Lichtbahnenheilung
v. Trudi Thali Verlag Windpferd ISBN 3-89385-422-3

Tao Te King - Das heilige Buch vom Tao
von Laotse
Neuübersetzt von Zensho W. Kopp 133 Verlag Schirner
ISBN 3897674777

Das Tao der Selbstfindung
v. Theo Fischer Verlag Silberschnur ISBN 3931652858

Gelassenheit
Das Leben im Tao
v. Albert Karl Wirth Albertus Magnus Verlag ISBN 3902287063

Das Tao der Liebe
Tao-Weisheiten für erfüllte Beziehungen
v. Amir und Samira Ahler Edition Metania ISBN 3899068181

Das Tao der Sexualität
v. Dr. med. Stephen T. Chang Heyne Verlag ISBN 3453180658

Das große Handbuch der Chinesischen Ernährungslehre
v. Manuela Heider de Jahnsen Verlag Windpferd ISBN 3893855114

Die fünf Wandlungsphasen
v. Klaus-Dieter Platsch Urban & Fischer ISBN 3437567101

Der Schein des Mondes auf dem Wasser
TCM für Frauen
v. Xiaolan Zhao Verlag Irisana ISBN 9783720550024

Der Wissende redet nicht.
Der Redende weiß nicht.
Lao-Tse

Links im Internet

Auf den Geschmack gekommen?
Hier geht es weiter:

TCM Ernährungstraining
oder
TCM Ernährungsberatung

Holen Sie sich alle Infos
zum nächsten Ausbildungsstart.

Tel.: +43 (0) 650 / 68889 11
www.schlossberginstitut.com

its appletime!

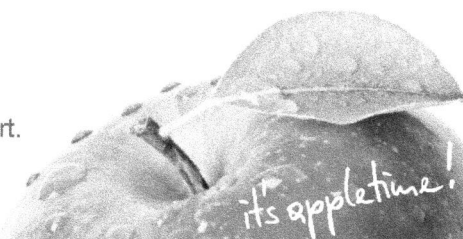

BACOPA Verlag, Bildungszentrum und Versand

Sie suchen komplementärmedizinische Aus- und Fortbildungen, Fachliteratur und Therapiebedarf? Dann sind Sie bei uns an der richtigen Adresse!

Aus- und Fortbildungen im Bereich der TCM, Westlichen Heilkräuter aus Sicht der TCM, Heilkräuterkunde, Kräuterwickel, Darmsanierung, der Chinesischen Ernährung, Tuina, Moxa, Schröpfen, Chi statt Botox, Faszienarbeit, Ohr- und Softlasertherapie, AMM Akupunkt Meridian Massage, ON ZON SU Fußmassage, Qigong, Schulmedizinischen Grundlagen, als Grundlage in allen Gesundheitsberufen usw., Fachbücher, Therapiebedarf und Nahrungsergänzungsmittel ergänzen unser Angebot.

BACOPA Handels- & Kulturges.m.b.H., Waidern 42, A-4521 Schiedlberg
Tel: ++43-7251-22235, Fax: ++43-7251-22235-16. UID: ATU 2333 9901
http://www.bacopa.at | mailto: versand@bacopa.at
facebook: http://www.facebook.com/bacopa
YouTube: http://www.youtube.com/channel/UCp8Uk8ZNu3S2UKQwC5eP8Kg

www.laspas.at
Werbeagentur Marktpräsenz durch Text
Beratung und Unterstützung für angehende TCM-Ernährungsberaterinnen

www.tcm- ernaehrung.at
Gesellschaft für Ernährung nach den 5 Elementen
(TCM-ErnährungsberaterInnen in Österreich und Deutschland)

natuerlichsusannebinder.jimdo.com
Fulib **f**it **u**nd **l**eistungsfähig **i**m **B**erufsalltag - die basische Küche,
angelehnt an die 5-Elemente-Ernährung

Festival der Sinne-Journal, das Buch...

Lebensqualität durch Gesundheitsförderung.

Festival der Sinne-Journal, Das Buch
Hsgb. Eva Laspas
ISBN 978-3950421309
Liebhaber-Edition, färbig: € 32,00
SW-Edition: € 9,63
Kindle-Edition: € 3,59

... Leben voller Lebens-Sinn!

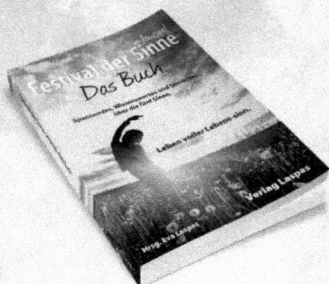

Downloadbereich

Yin/Yang-Testtabelle:
www.laspas.at/buch/tabelle1.pdf

Coachingliste fürs Abnehmen:
www.laspas.at/buch/coachingliste.pdf

Liste "Wirkung der Nahrungsmittel":
www.laspas.at/buch/nahrungsmittel.pdf

Schwangerschaft:
www.laspas.at/buch/schwanger.pdf

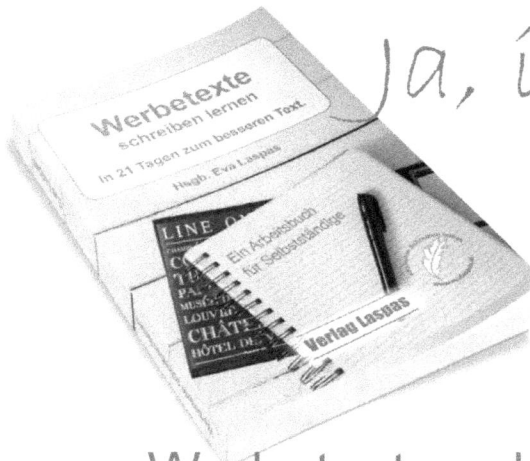

Ja, ich will!

Mehr Umsatz
durch bessere Texte

Werbetexte schreiben lernen

Das Arbeitsbuch für Selbstständige von Eva Laspas

ISBN 978-3950421316 - Kindel Edition € 4,50 - Buch € 12,74

Ja, ich will!

Mehr Umsatz
durch bessere Texte

Content Marketing:
Dein Wunschkunde und sein Traum

Das Arbeitsbuch für Selbstständige von Eva Laspas
ISBN 978-1976531996 - Kindle: € 8,90 - Taschenbuch: € 18,40

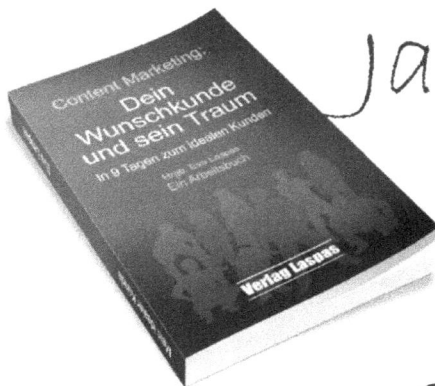

www.ingramcontent.com/pod-product-compliance
Lightning Source LLC
Chambersburg PA
CBHW061742270326
41928CB00011B/2346